Mosaik
bei GOLDMANN

Buch

Der Noni-Baum, Morinda citrifolia, wächst meist wild wuchernd auf den pazifischen Inseln. Acht Monate dauert es, bis die reife Frucht herangewachsen ist, die im Aussehen und der Form nach einer Kartoffel ähnelt, ihrem Duft nach jedoch eher an reifen Käse erinnert.

Seit 2000 Jahren wird Noni in der Volksmedizin erfolgreich eingesetzt. Erst seit kurzem begannen sich westliche Wissenschaftler und Mediziner für diese Frucht zu interessieren, nachdem sie über mehrere »wundersame« Heilungserfolge mit Noni erfuhren. Und sie wurden bei ihren Forschungen fündig: Die Frucht enthält über 100 Vitalstoffe und einzigartige Wirkstoffgemeinschaften.

Weitere Untersuchungen ergaben, daß die Kraft von Noni in der Stärkung, der Regulierung und der Aktivierung der inneren Heilprozesse liegt. Die Zusammensetzung der Inhaltsstoffe wirkt:

- auf der zellularen Ebene und unterstützt die Zellen;
- in den Zellen, indem sie Viren hemmt;
- in den Zellen, indem sie die Krebsentwicklung hemmt;
- im Organismus, indem sie gegen Bakterien, Hefe und Pilze wirkt;
- stärkend auf Verdauung und Darmfunktion;
- stärkend auf das Immunsystem;
- positiv auf das Gefühlsleben und Sexualleben;
- gegen Bluthochdruck;
- gegen Entzündungen, rheumatische Erkrankungen und Allergien;
- gegen Schmerzen und als Ernährungs-, Aufbau- und Stärkungsmittel.

Autor

Claus-Peter Leonhardt studierte Anthropologie und Pädagogik. Bereits während seines Studiums gründete er ein eigenes Unternehmen, das er 15 Jahre leitete. Lehraufträge an der Hochschule und über ein Jahrzehnt Unternehmensberatung folgten. Er leitet die Unternehmensberatung »The Global Village Consultants«. Sein Fokus liegt in der Entwicklung des »Projekts Mensch«, das er aus den Perspektiven der Medienanthropologie, Mentalitätsforschung sowie der bekannten Heilmethoden betrachtet. Ihn interessiert dabei die Frage, wie Menschen Kulturen in der Natur entwickeln und mit welchen Strategien sie den ständigen Wandel in ihren Organisationen bewältigen.

CLAUS-PETER LEONHARDT

Noni
Die Frucht des Indischen Maulbeerbaums

Die allgemeine Gesundheit
unterstützen
Innere Heilprozesse anregen

Mosaik
bei GOLDMANN

Die hier vorgestellten Informationen sind nach bestem Wissen und Gewissen geprüft, dennoch übernehmen der Autor und der Verlag keinerlei Haftung für Schäden irgendeiner Art, die sich direkt oder indirekt aus dem Gebrauch der hier vorgestellten Anwendungen ergeben. Bitte beachten Sie in jedem Fall die Grenzen der Selbstbehandlung, und nehmen Sie bei Krankheitssymptomen professionelle Diagnose und Therapie durch ärztliche oder naturheilkundliche Hilfe in Anspruch.

Originalausgabe Juni 2000
© 2000 by Wilhelm Goldmann Verlag, München
in der Verlagsgruppe Bertelsmann GmbH
Umschlaggestaltung: Design Team München
unter Verwendung folgender Fotos:
Umschlag: Premium
Umschlaginnenseiten: Guido Pretzl
Redaktion: Petra Kunze/KvD
Satz: Barbara Rabus, Sonthofen
Druck: Presse-Druck, Augsburg
Verlagsnummer: 16301
Kö · Herstellung: Max Widmaier
Made in Germany
ISBN 3-442-16301-3
www.goldmann-verlag.de

3   5   7   9   10   8   6   4

Inhaltsverzeichnis

Noni – Seit 2000 Jahren als Heilmittel bekannt

Heilkundige der pazifischen Erdhälfte kennen seit etwa 2000 Jahren eine Pflanze mit einer umfassenden Heilkraft: *Morinda citrifolia* wird im Volksmund Noni, Nonu oder Nono genannt. Die Krankheiten, die sie heilen kann, sind fast durchweg existentieller Natur. Noni unterstützt die Heilung bei Krebs, Infektionen, AIDS, Herz- und Kreislauferkrankungen, Drogenabhängigkeit, Allergien und Schwächen des Immunsystems. Die Betonung liegt auf dem Wort *Unterstützung*. Denn zugleich ist die Wirkungsweise von Noni auch ein Hinweis darauf, daß die Selbstheilungskräfte und die Eigenverantwortung die Qualität des Lebens mitbestimmen. Noni unterstützt Heilungsprozesse. Wie und welche, soll dieses Buch erläutern.

Noni steht da nicht allein. Die Entdeckung von Pflanzen, die unerwartet, aber oft ausgezeichnet und ohne Nebenwirkungen unterstützen, nimmt in den letzten Jahren zu. Die Schulmedizin sowie die Arzneimittelforschung zeigen sich immer wieder überrascht und die Pharmaindustrie versucht dann, sich die Rechte zu sichern. Über die Hintergründe wird aber nur wenig nachgedacht. Diese sollen hier beleuchtet werden.

Die zweite koloniale Entdeckung

Das Problem der »Indianer« war es nicht, daß sie einen ungewaschenen Europäer an ihrem Strand entdeckten, der sich Kolumbus nannte und in Indien wähnte. Ihr Problem war, daß sie die Schiffe auf dem Meer nicht sofort als Schiffe erkannten. Sie verfügten über keine Erfahrungen, mit denen sie die neue Situation durchschauen konnten. Zu spät erkannten sie ihren Fehler, und als sie ihn zu korrigieren versuchten – wie die Hawaiianer, die Cook umbrachten –, waren sie und ihre Gesellschaften schon gewandelt.

Umgekehrt standen die Europäer vor der gleichen Situation, bestimmte Beobachtungen nicht richtig zu deuten. James Cook wurde 1769 von dem Botaniker Joseph Banks begleitet. Er notierte die frühesten europäischen Hinweise auf Noni: »... ein Strauch namens Nono; die Morinda trägt auch Früchte; eine Art Farn, von der die Wurzeln und manchmal auch die Blätter gegessen werden; und eine Pflanze namens Theve, von der auch die Wurzel gegessen wird; die Früchte von Nono, dem Farn und der Theve werden aber nur von niedrig stehenden Menschen und in Zeiten der Not gegessen.«

Als »erste koloniale Entdeckung« bezeichnet man »die edlen Wilden der fernen Länder«, die jedoch weniger interessant waren als ihre Rohstoffe und Bodenschätze. Die Menschen wurden verfolgt und ermordet. Von den Europäern mitgebrachte Krankheiten schwächten sie zusätzlich. Es blieben nur wenige von ihnen in ihrem ausgeplünderten Land zurück, während die Europäer und Nordamerikaner sich mit Rohstoffen versorgten.

Die Informationsgesellschaft zeichnet sich heute durch einen anderen Umgang mit Rohstoffen aus: Sie werden zunehmend ersetzt durch Wissen und Know-how. Inzwischen öffnen sich auch bei uns die Sinne für das uralte Wissen, das zuvor als primitiv und steinzeitlich verhöhnt wurde. Die »zweite koloniale Entdeckung« liegt in der Aneignung des kulturellen Wissens – soweit dies überlebt hat.

Es ist weder Bedauern noch Verwunderung über den eigenen, jahrhundertelang vertretenen Irrtum zu spüren, noch zeigt sich Achtung vor der Komplexität, Tiefe und Vielschichtigkeit der Wissenssysteme der indigenen Völker. Dabei könnte die Schulmedizin vieles lernen, wenn sie den alten Heilsystemen mit Respekt begegnen würde. Die Ausbildung der Heiler dauert meist zehn bis zwanzig Jahre und steht in keiner Weise der eines westlichen Arztes nach; die Forschungen und Wissensbestände, auf denen sie aufbaut, sind oft mehr als 3000 Jahre alt.

Die Grenzen der Schulmedizin

Die komplexe Bedeutung dieser Kenntnisse wird ignoriert; nur die gewinnbringenden Anteile werden aus den Wissensbeständen herausgebrochen. Die Beispiele lassen sich kaum mehr zählen: Genannt seien nur *Cat's Claw (Uncaria tomentosa)* oder die *Artemisia annua,* eine Pflanze aus dem afrikanischen und chinesischen Kulturraum, die sich als ein Malaria-Heilmittel ohne Nebenwirkungen erwies. Vergleichbares hat die Schulmedizin bisher nicht anzubieten.

Wie bei Noni ist es nach den vorliegenden Untersuchungen die besondere Zusammensetzung der Inhaltsstoffe, welche die umfassende Heilwirkung erzeugt. Erst wenn der Unterschied zwischen dem monokausalen Denken der Schulmedizin (wenn ich etwas tue, dann passiert etwas Bestimmtes) und den Wirkungszusammenhängen zwischen Pflanzen, Tieren und Menschen aufgedeckt und in die Heilkunde eingeführt worden ist, werden Leiden auf sanftere und für den Menschen besser verträgliche Art zu lindern sein. Noni wird dazu einen Beitrag leisten.

Noni

Noni hat stimulierende Wirkungen auf das Immunsystem, es wirkt umfassend, sanft und nachhaltig; es stattet junge Menschen mit besseren Abwehrkräften aus, um zum Beispiel Übergangszeiten wie die frühe Kindheit und Pubertät besser zu bewältigen. Ältere Menschen gewinnen durch Noni an Kraft und Lebensfreude. Beschwerden der Wechseljahre und der Prostata bessern sich, und die männlichen und weiblichen Sinnenfreuden nehmen zu. Menschen, die mit Noni leben, erfahren eine sanfte und gute Stimulation der sexuellen Erlebnisfähigkeit. Für Menschen in der Lebensmitte bietet Noni einen besonderen Energiezuwachs, der nur mit wenigen anderen pflanzlichen Stoffen erreichbar ist. Das Schlafbedürfnis wird so reguliert, daß man trotz weniger Schlaf über eine wesentlich höhere Leistungsfähigkeit verfügt. Wachheit und Konzentration nehmen zu, Einsatzkraft und Arbeitsfähigkeit wachsen überdurchschnittlich. Abhängigkeiten treten nach allen vorliegenden Berichten nicht auf. Noni hilft sogar eher, den Zigaretten- und Kaffeekonsum zu verringern.

Eine Wunderpflanze?

Es gibt keine Wunder, wird jeder kritische Mensch sagen. Die Geschichten über Noni berichten jedoch davon, daß diese Pflanze in einer umfassenden Weise auf sehr unterschiedliche und teilweise sehr ernste Krankheiten wirkt. Die Schulmedizin findet dafür keine Erklärung. Was ist also das Besondere an Noni? Warum wirkt Noni so umfassend? Schaut man dann genauer hin, werden zwar manche Wundergeschichten erzählt, die Wirkungen lassen sich aber durchaus erklären. Dies zu verstehen, fordert jedoch eine neue Denkweise, einen sogenannten Paradigmenwechsel vom kausalen hin zum systematischen Denken.

Es gibt inzwischen sehr viele begeisterte und positive Berichte von betroffenen Menschen; man muß nur mal im Internet surfen, dann stellt man irritiert fest, daß die Noni-Wirkungen weltweit bekannt sind – nur in Europa haben das bislang nur wenige erkannt.

Vom Zeitalter der Entdeckungen zu den Zeiten der Erkenntnis

Europäer sind eigentümlich provinziell; sie glauben meist nur das, was die eigenen Landsleute berichten. Man kann diese Einstellung daran erkennen, daß in den Schulbüchern bis heute immer männliche Europäer wie Kolumbus und Cook ein Land entdeckten und dabei hartnäckig übersehen wird, daß Menschen schon immer in und um die Welt zogen.

Auch die Erfahrungen der Priester im 18. Jahrhundert, die mit den Lebensumständen der fremden pazifischen Inselwelten nicht zurechtkamen, blieben ohne Wirkung. Die Missionare erhielten von den Heilern ein Mittel (Noni), das ihre Leiden überraschend schnell und gründlich linderte. Ihre eigenen Ärzte waren dagegen zumeist recht rat- und hilflos. So blieb Noni weiterhin das Geheimnis der »primitiven Schamanen«.

Erst in der zweiten Hälfte unseres Jahrhunderts begann die biomedizinische Forschung, einiges über die Wirkungsweise von Noni zu ermitteln. Lange wurden die Forschungen über Noni nur von einzelnen Wissenschaftlern betrieben, die von ihren eigenen Kollegen skeptisch beäugt wurden.

Sich einem neuen Forschungsgebiet zuzuwenden bedeutet bereit zu sein, alte Denkgewohnheiten abzulegen. Man muß offen sein für neue Erfahrungen. Sie wirken oft befremdend, lösen vielleicht Angst aus, stellen alte Annahmen und Handlungen in Frage. Ein solcher Prozeß, an dessen Ende Menschen vielleicht ihr Verhalten ändern, ist sehr langwierig.

Bis heute verzeichnet die Literatur nur wenige europäische Labore, die über die medizinische Wirkung von Noni forschen. Ein französisches Labor etwa untersuchte die toxische Wirkung von Noni auf Parasiten. Die deutschen Forschungen der 70er Jahre richteten sich hauptsächlich auf die Frage, wie man die Konzentration der Wirkstoffe in der Pflanze so erhöhen kann, daß eine bessere Ausbeute entsteht. Sie achteten dabei hauptsächlich auf die färbenden Stoffe und beachteten die Heilwirkungen nicht.

Forschungen zu Noni

Es waren japanische und amerikanische Labors, welche in den letzten Jahren die vielfältigen Wirkungen von Noni untersuchten. Sie zeigten im Labor an Zellkulturen und Tieren die krebsheilende Wirkung und wiesen die immunstärkenden Eigenschaften nach. Auch konnte in Zellkulturen gezeigt werden, daß der zellschädigende Effekt von HIV (AIDS) in Zellkulturen gedämpft wird. Die Zellen haben also unter dem Einfluß von Noni eine längere Lebensdauer.

An der Universität Hawaii wurde 1997 im Fachbereich Pharmazie die Doktorarbeit von Anne Y. Hirazumi eingereicht, welche die Forschungen zu Noni zusammenfaßt und eigene Untersuchungen hinzufügt. Ihr Resümee ist ein Aufruf zum Weiterforschen, da die unbestreitbaren Wirkungen von Noni noch nicht geklärt sind und das Modell der »genauen Antitumor-Mechanismen nicht eindeutig formuliert werden konnte«.

Spannend sind auch die Berichte aus der Tiermedizin, die zeigen, daß Noni eine ausgezeichnete Wirkung bei Haustieren hat. Vieles deutet darauf hin, daß Noni Säugetiere umfassend stärkt. Dies deckt sich mit den Beobachtungen aus Polynesien und Hawaii. Die dort lebenden Schweine suchen beispielsweise die Noni-Büsche gezielt auf und sind sehr gesund.

Europa entdeckt Noni

Langsam entdecken auch die europäischen Menschen Noni. Denn immer mehr fühlen und verstehen, daß die Schulmedizin Europas durch die einseitige Betonung von Technik und Wissenschaft, durch den Einsatz von Medikamenten sowie den Betrieb von Großeinrichtungen (Kliniken usw.) sich inzwischen in einer kostspieligen Sackgasse befindet.

Unbestreitbar kann sie auch große Erfolge und herausragende Fortschritte vorweisen. Diese werden zu Recht immer wieder betont. Es ist jedoch wichtig zu erkennen, daß jede, nicht nur die westliche, Heilkunde der Welt einen Beitrag für das »Projekt Mensch« liefert. Alle unterschiedlichen Wege zu einem gesunden Leben ergeben eine umfassende Medizin. Das grundlegende Problem der westlichen Medizin liegt in ihrer Überheblichkeit. Langsam erkennen jedoch kluge und weitsichtige Mediziner (Männer und Frauen), daß sie durchaus von anderen Heilkunden lernen und ihr eigenes Wirken verbessern können.

Doch stehen technischer Aufwand und Kosten immer weniger in einem angemessenen Verhältnis zu dem, was Menschen in Kliniken und Arztpraxen erleben. Es gibt wenige aussagefähige Zahlen über die wirklichen Opfer und Schäden eines Krankheitssystems, noch weniger über das wirkliche Leiden von Menschen, die sich über lange Zeit aufgrund falscher Diagnosen auf einem Leidensweg befinden. Häufig ist das Maß zwischen Aufwand und realem Nutzen in der Medizin aus dem Gleichgewicht geraten (siehe auch Glossar: *To Err is human*).

Aber es gibt auch andere Wege: Pflanzen wie die *Morinda citrifolia* zeigen einen solchen auf. Die Wirkungen von Noni lassen sich nicht auf einen einzelnen Wirkstoff zurückführen, vielmehr ist es ein »Prinzip«, welches zu wirken scheint. Sehr bildlich formuliert tritt die Pflanze in Kontakt mit den kranken Anteilen des Körpers und bewegen diese dazu, sich den intakten Lebensweisen des gesamten Organismus zu fügen.

Diese Sichtweise ist Lichtjahre von einem esoterischen Gedanken entfernt. Die Zeit der Esoterik geht zu Ende, da eine genügend große Anzahl unterschiedlicher Menschen global über die Fragen der Evolution des Geistigen nachdenkt und die gewonnenen Erkenntnisse in Handlungen umsetzt.

Die Metapher steht vielmehr für einen grundlegenden Paradigmenwechsel in der Medizin, das heißt, eine alte Annahme wird fallengelassen und durch eine neue ersetzt. Etwa ein alter Mensch aus der Nachbarschaft, den man als Kind als bedrohlich, als jungen Erwachsenen dann als Sonderling und nörgelnden Quertreiber erlebt hat. In einer langen Nacht erzählt er dann sein Leben, und plötzlich erkennt man einen liebenswerten und warmherzigen Menschen mit schwerem Schicksal: Diese neue Erkenntnis ist so ein Paradigmenwechsel, da sich die Annahmen über diesen Menschen wandeln, nachdem man neue Erkenntnisse von ihm gewonnen hat.

Auch bei Noni ist das der Fall. Während des Kolonialismus von den Priestern als wohltuende Medizin am eigenen Leib erfahren, wurde Noni den »primitiven« und unwissenschaftlichen Riten der Wilden zugeordnet. Die Naturwissenschaften bauen auf eindeutige Ursache-Wirkung-Verhältnisse, und Noni konnte in dieses Modell nicht eingeordnet werden. Mit großem finanziellen Aufwand und noch größerem Leiden reift in den Industriegesellschaften die Einsicht, daß die einseitige Denkweise in der Medizin ungenügend ist, daß sie nicht den ganzen Menschen im Blick hat. Diese Erkenntnis eröffnet die Möglichkeit, neue Wege zu beschreiten. Und nun ist auch Raum, um darüber nachzudenken, auf welchen schon bestehenden Erfahrungen der weltweiten Heilkunde man aufbauen kann. So wirkt Noni auf den ganzen Menschen, seine effektive Wirkungsweise wird erforscht, angewendet und weiterentwickelt.

Eine neue Denkweise in der Medizin

Es entstehen neue Einsichten, die uns umdenken lassen, genau wie Anfang des Jahrhunderts die Physik lernen mußte, daß Raum und Zeit nicht absolute Zustände beschreiben, sondern relativ sind – eine irritierende Vorstellung.

Aber sie ist auch nachvollziehbar, wenn man sich etwa vorstellt, auf einem Fahrrad zu fahren. Bei etwa 25 Stundenkilometern kommt uns ein anderes Fahrrad entgegen, das auch 25 Stundenkilometer schnell ist. Wir fahren dann mit 50 Stundenkilometern aufeinander zu und aneinander vorbei. Ganz anders wäre dies, wenn ich mir vorstelle, ich säße auf der Spitze eines Lichtstrahls. Ich würde ca. 300 000 Sekundenkilometer fliegen. Begegne ich einem anderen Lichtreiter, flögen wir nicht mit doppelter Geschwindigkeit aneinander vorbei, sondern nur mit 300 000 Sekundenkilometer! Dies geht zurück auf Einsteins Relativitätstheorie, nach der Raum und Zeit keine absoluten Zustände sind. Vielmehr sind sie an einen Beobachter gebunden, der Raum und Zeit »erlebt«. Raum und Zeit sind in diesem Sinne relativ zu dem Beobachter, der sie in einem Modell zusammenführt. Das Modell stellt sein Verhältnis von der Welt dar. Ist das Modell eines Beobachters unreif, meint er, was er sieht, sei die Welt. Verfügt der Beobachter über ein ausgereifteres Modell, schließt es die Grenzen des eigenen Wissens mit ein.

Denn vieles, auch in der Medizin, läßt sich (noch) nicht erklären, es existiert aber dennoch. Solche Phänomene in der Medizin sind Spontanheilungen und Placeboeffekte, es sind Beobachtungen wie die, daß ein Raucher noch mit 95 Jahren 40 Zigaretten täglich pafft, und ein anderer 15 am Tag und mit 35 Jahren an Lungenkrebs stirbt.

Dies soll kein Plädoyer für das Rauchen sein, denn die überwiegende Zahl der Raucher wird sicher erkranken. Es soll nur zeigen, daß es für die Entwicklung von Krankheiten keine einfachen Erklärungen gibt, die nach dem Prinzip von Ursache und Wirkung aufgebaut sind. Noch deutlicher wird dies bei Krankheiten des Immunsystems, wie Allergien, Rheuma oder Fibromyalgien, für die die Schulmedizin kaum Hilfen kennt. Die Medizin hat trotz des milliardenschweren Forschungsaufwandes wenige wirklich umfassende Erklärungen zu bieten.

Wer über die Grenzen der Schulmedizin hinausschaut, begegnet oft neuen Modellen und einem riesigen Wissensbestand über solche bei uns noch unerklärte Krankheitsformen. Die östlichen und andere traditionelle Heilkunden verfügen über einen bis heute nicht ausreichend ausgewerteten Forschungsstand. Zu diesen Wissenssystemen gehören die indische und chinesische Medizin sowie der Schamanismus

Asiens, des Himalaja und Australiens, die Kahuna-Medizin Hawaiis und die Medizinen Amerikas und Afrikas. Das traditionelle europäische Heilwissen ging in den Flammen der Kriege zwischen etwa 800 und 1650 unter. Diese kulturelle Brandrodung machte den Weg frei für die moderne Medizin.

Heilmittel

Das Wort *Pharmakologie* stammt aus dem Griechischen und bedeutet Lehre vom Gebrauch der Heilmittel. Der Gebrauch von Heilmitteln in den traditionellen und östlichen Heilsystemen unterscheidet sich grundlegend von denen der Schulmedizin.

Die Pharmakologie der Schulmedizin sucht nach einem einzigen klaren Wirkkomplex. Sie versucht, das Krankheitsgeschehen auf der Grundlage biochemisch-physikalischer Prozesse zu erklären. Aufgrund des einen Wirkstoffes werden zwingend Therapien abgeleitet, welche Fehlregulationen im Organismus wieder ordnen und sie in die als »normal« definierten, physiologischen Bahnen lenken sollen.

Der Forschungsgang blendet die Fülle der Einzeldaten aus; Psyche und Geist werden nicht als meßbar definiert und daher nicht beachtet. Individuelle Unterschiede, wie Biorhythmen und Stoffwechselgeschehen, werden nicht anerkannt. Bis heute werden dabei nicht einmal naheliegende Unterschiede wie die zwischen Männern und Frauen ausreichend beachtet.

Schulmedizin und traditionelle Heilkunde

Ungern reden Schulmediziner von Heilung, eher verwenden sie den Begriff Behandlung. »Patient« ist ein lateinisches Wort und bedeutet, »der Geduldige«. Unausgesprochen wird an einen geduldig Leidenden Hand angelegt mit dem Wissen, daß jede Be-Handlung immer ein neues Leiden erzeugen kann, eine Nebenwirkung.

Anders die östlichen und traditionellen Medizinwissenssysteme. Sie suchen die Erkrankung als Ganzes und den Mensch in seiner Eingebundenheit zu erfassen. Die Heilung erfolgt dann auf der einen Seite als »Geistheilung«, was man mit Familien- und Psychotherapie übersetzen könnte, und zum anderen pharmakologisch. Die eingesetzten Heilmittel bestehen nicht nur aus einem Wirkstoff. Sie gleichen eher einem Orchester, in dem eine Vielzahl ausgezeichneter Solisten einen Klangkörper bilden. Dieser Klangkörper verändert den Zustand des Organismus und bietet ihm die Möglichkeit, die Selbstheilungskräfte zu entfalten.

Denn Heilung ist keine Sache des Arztes oder Heilers, sondern liegt immer in der Verantwortung des Menschen, der aus seinem inneren Gleichgewicht, seiner Mitte geraten ist. Der Heiler, ob Ärztin, Schamanin oder Medizinfrau, bietet dem betroffenen Menschen Unterstützung an, die von diesem angenommen oder abgelehnt werden kann. Die Unterstützung kann Energie, Mittel, Wissen, ein Gespräch oder Feedback sein. Ein Heiler heilt nicht. Dies tut der betroffene Mensch.

Ganzheitlich bedeutet, dem betroffenen Organismus mit Respekt zu begegnen und ihm einen Raum zu schaffen, in dem er sich wieder neu ordnen kann. Diese Art zu denken ist Chemikern weniger vertraut. Biologen wissen oftmals schon eher, wie ökologische Systeme aufgebaut sind. Mediziner und Pharmakologen denken meist eher wie Chemiker. Mediziner lernen an toten Modellen, die statisch sind und nie Eigenschaften lebender Systeme zeigen. Psychologen werden an den Universitäten hauptsächlich mathematisch geschult, die Psyche bleibt ein abstrakter Begriff.

Die Wirklichkeit ist bunt

Natürlich ist die Welt zwischen der Schulmedizin und der traditionellen Heilsysteme nicht so schwarz-weiß wie hier beschrieben. Wie es in der Schulmedizin Ärzte und Heiler gibt, die ganzheitlich arbeiten, gibt es auch in den traditionellen Heilsystemen kausal denkende Mediziner – und in beiden wirken auch Scharlatane.

Vielmehr ist mittlerweile zwischen ihnen ein bunter Austausch entstanden, sie bewegen sich aufeinander zu. Die Entdeckerin der Opiatrezeptoren, die amerikanische Biochemikerin Candace Pert, beschreibt dazu ein schönes Erlebnis:

»Eines Tages tauchte in meinem Büro ein bärtiger Yogi mit weißem Gewand und Turban auf und fragte mich, ob die Art und Weise, wie die Endorphine entlang der Wirbelsäule konzentriert seien, den Hindu-Chakras entsprächen. Die Chakras, so erklärte er, seien Zentren einer ›feinstofflichen Energie‹, die fundamentale physische und metaphysische Funktionen steigerten, von der Sexualität bis zum höheren Bewußtsein. Ich hatte zwar keine Ahnung, was er meinte, wollte ihm aber gerne helfen und holte daher ein Diagramm, das zeigte, wie die beiden Ketten von Nervenknoten, alle reich an informationsübertragenden Peptiden, zu beiden Seiten des Rückenmarks angeordnet sind. Daraufhin legte er seine Chakra-Karte über meine Zeichnung, und wir erkannten sofort, daß sich beide Systeme überschnitten.«

In der Heilkunde entsteht ein neues Verständnis, das Geist,

Seele und Körper wie auch das äußere Umfeld als ganzes System erkennt und in diesem Sinn handelt. Der ayurvedisch und schulmedizinisch ausgebildete Arzt Deepak Chopra erkannte die Nähe und teilweise Übereinstimmung zwischen den beiden Heilkunden schon früh. Er nannte diesen Paradigmenwechsel »Quantum Healing«, also *Quantenheilkunde*.

Noni gehört gemeinsam mit anderen Phytopharmaka (Pflanzenheilstoffen) in die Grundausstattung der quantenheilkundlichen Apotheke. Seine umfassende Wirkung greift tief in einen kranken Körper ein und setzt an den wichtigen Steuerungspunkten an, durch die Stärkung des Immunsystems, die Befreiung von Parasiten und an deren krank machenden Keimen, die Schmerzbekämpfung, die Erhöhung der Leistungsfähigkeit. So trägt es zu einer gesunden Sexualität bis ins hohe Alter, einer gesunden und starken Muskulatur und einem intakten Knochenbau sowie gut funktionierenden Organen bei.

Noni ist nach allen vorliegenden Berichten frei von Nebenwirkungen und kann jederzeit eingenommen werden. Für den ganzheitlichen Heiler ist Noni ein unschätzbarer Freund und Helfer bei seinen Therapiekonzepten.

Nonis Geschichte und Botanik

Morinda citrifolia wächst im gesamten indo-pazifischen Raum zwischen Afrika, Indien und Südostasien sowie in Mittelamerika. Die weite Verbreitung, die auch die weitverstreuten Inseln des Pazifiks umfaßt, kann man nicht allein durch eine natürliche Ausbreitung erklären, etwa weil die Samen schwimmfähig sind. Denn aus der großen Familie der Morindapflanzen ist Noni die einzige, die sich auf den Inseln, auf denen Menschen leben, ausbreitete und zumeist in Gesellschaft mit anderen Nutzpflanzen zu finden ist.

Der Teil der Erde zwischen Afrika, Asien, der Antarktis und Amerika ist ein riesiges Siedlungsgebiet. Nonis Verbreitung gibt ein stummes Zeugnis des hohen Nutzens für die Menschen, die mit ihr leben. Die Seefahrer der pazifischen Weiten in ihren Einbäumen nahmen nur mit, was sie nicht belastete, ihnen aber Nutzen und Segen versprach. Und Noni war nicht nur Nahrung, sondern in allen Kulturen des beschriebenen Raumes in unterschiedlicher Weise als Heilpflanze Bestandteil der jeweiligen Medizin und Pharmakologie. Auch wurde sie in einigen Kulturen als rituelle Pflanze genutzt oder als Wirtschaftsfaktor, da sie der Farbgewinnung diente.

Noni wird bis heute vollständig von der Wurzel bis zur Blüte genutzt. Als nützlicher Reisebegleiter wurde sie zum Logbuch der Reisen. Ihre Ausdehnung und ihr Anbau berichten von den mutigen Seefahrern in den Nußschalen, die in den letzten Jahrtausenden die Eilande zwischen Afrika und Amerika besiedelten.

Der Pazifik wurde seit Jahrtausenden von allen Richtungen her erschlossen. Die Anthropologie vermutet die größten Wanderungsbewegungen aus dem Osten und dem Norden, aus Afrika und Asien. Die Menschen Polynesiens tragen europäische Züge. Insel für Insel besiedelten Menschen dieses größte der drei Meere, das mit über 180 Millionen Quadratkilometern mehr als 3,3 mal so groß ist wie der größte Kontinent Eurasien.

In diesen Weiten liegen verstreut, aufgebrochen aus den Tiefen des Meeres, winzige Inseln. Sie sind Zeugnisse des lodernden Lebens im Kern der Erde. Ihre äußeren Posten sind Hawaii im Norden, die Osterinseln im Osten und Neuseeland im Südwesten, die im Pazifik ein Dreieck von 50 Millionen Quadratmetern bilden, in dessen Mitte liegen Tahiti, Fiji, Tonga und Samoa, die Cook-, Gesellschafts-, Austral-, Tuamotu- und die Marquesasinseln. Eine bunte Welt kleiner Inselgruppen ragt aus den Tiefen – zumeist vulkanischen Ursprungs, die kleineren auch von Korallen gebaut. Dies Paradies heißt Polynesien. *Poly* kommt aus dem Griechischen und heißt »viel«, *nesos* »Insel«. *Paradies* meinte ursprünglich »umzäunter Garten«: Jede dieser kleinen Inseln bildet eine autonome Einheit. Die Pflanzen- und Tierwelt nahm auf ihnen eine homogene Entwicklung. Australien ist das bekannteste Beispiel für eine einzigartige Tier- und Pflanzenwelt. Jede einzelne Insel entwickelte einen eigenen Garten, der wunderbar seine individuelle Vielfalt ausformte und in dem sich spezifische Lebensformen entwickelten.

Im Einklang zu leben bedeutet, aktiv und verantwortlich den eigenen Lebensraum zu gestalten. Dies ist die Grundlage jeder autonomen Entwicklung. Auf sich selbst vertrauend, entwickelt das Individuum und die Gruppe aus eigener Stärke seine Gestalt, – so wie der Schmetterling ohne den Rat der Umwelt, aus einer amorphen Masse verpuppt und abgekapselt, dem eigenen Programm folgend, seine bunten Flügel entfaltet.

Es entstanden auf den Landflecken nicht nur vollkommen eigenständige Pflanzen- und Tierwelten, sondern auch die hier lebenden Menschen entwickelten autonome und umfassende Kulturen. Einige Eigenheiten der Tiere und Pflanzen sind in Europa seit Darwins Reise bekannt. Die Tierwelt der Galapagosinseln, insbesondere die Anpassung der dort lebenden Finken, regten ihn an, seinen Entwurf über die Entwicklung der Arten (species) zu formulieren. Die Fernreisenden, Leser und Fernsehzuschauer des 20. Jahrhunderts kennen einen Teil dieser einzigartigen Tierwelten, wie die springenden Känguruhs und niedlichen Koalas Australiens.

Die Vielfalt der Pflanzen und Insekten aber harrt nach wie vor noch der Erforschung, ein Wettlauf mit der Zeit, denn wirtschaftlicher Raubbau und veränderte Umweltbedingungen wie neu eingeführte Pflanzen und Tiere verdrängen die alten, *endemischen* Lebensgemeinschaften. Endemisch, das kommt aus dem Griechischen: *en = innen* und *demos = Volk*, so nennt die Biologie die Pflanzen- und Tiervorkommen, die sich in einer abgeschlossenen Nische entfalten.

Das Leben auf der Erde gestaltet sich wie eine Kaskade endemischer Lebenslösungen. Man kann sich die Evolution wie die Kaskaden eines Wasserfalls vorstellen. Das Wasser bildet auf jedem Plateau neue Formen aus. Jede einzelne entwickelt sich, bis eine neue hinzukommt, die alte entweder verdrängt oder gemeinsam eine neue Lösung gefunden wird.

Verdrängung ist keine Frage von stark oder schwach, da beispielsweise ein Aidsvirus kaum mit diesen Kategorien erfaßt werden kann. Denn allein ist er schwach und wird erst in der Wirtszelle stark. Und es existieren ernstzunehmende Hinweise, daß die Wirte selbst den Gast durch ihr Verhalten stark machen, indem zum Beispiel Menschen als Kannibalen Affenfleisch essen oder durch lieblose Sexualität Keimen immer neue Einfallstore geöffnet werden. Es müssen nur die richtigen Bedingungen für die Evolution neuer Lebensformen geschaffen werden, dann entwickeln sie sich auch.

Überleben war das Ziel

Pflanzen und Tiere, die erfolgreich auf den Inseln anlandeten, waren mit drei Problemen konfrontiert*, die sie lösen mußten. In den meisten Fällen waren sie bei der Ankunft nur wenige Individuen, die von ihrer Herkunftsgruppe abgeschnitten waren. Die Fortpflanzung konnte zu einem Problem werden; oftmals kam vielleicht nur ein Ei an, welches der weibliche Teil zeugte, was immer noch vorteilhafter war als der männliche. Denn die weiblichen Teile sind in der Lage, aus sich Nachkommen zu zeugen, was man in der Biologie Parthogenese nennt; die männlichen können dieses schlechterdings nicht. Und das Land, das dieses Lebewesen vorfand, war begrenzt in seiner Ausdehnung, in seinen Ressourcen fremd und mit anderen Arten besiedelt, die den gleichen Lebensraum nutzten.

Die erfolgreich Überlebenden formten völlig neue, an die Umwelten angepaßte Gemeinschaften, die ein neues Gleichgewicht des Lebens erzeugten, eine breite und bunte Vielfalt

---

* Carlquist 1980, S. 111ff. Problems of Islands Existence

an Strategien, die eine kleine Welt gestalteten. Sie eroberten entweder ein Stück Land oder wechselten die Form, verbündeten sich mit anderen Gattungen in parasitären oder gewinnbringenden neuen Lebensgemeinschaften, die auch neue Stärke zeigten.

Die von Menschen eingeführten Pflanzen und Tiere waren diesen Bedingungen in gleicher Weise ausgesetzt. Da der menschliche Anbau und die Pflege von einem schöpferischen Geist mitgestaltet wurde, dessen ganze Kreativität darauf zielte, den Nutzen nicht nur zu erhalten, sondern auch zu mehren, entwickelten sich diese Pflanzen geschützt und wurden stärker als die in der Natur lebenden. Einen sinnfälligen Eindruck dieser Stärke der Kulturpflanzen bietet ein herbstlicher Spaziergang durch die Kornfelder, auf denen kaum noch etwas anderes »natürliches« wächst.

Noni kann sich in viele Umwelten einfügen. Auf dem halben Erdball vertreten und nach den Überlieferungen der dort lebenden Menschen seit Generationen, lange vor dem Eintreffen der Europäer angewendet, zeigt *Morinda citrifolia* eine große Beständigkeit; unverändert wird sie als Medizin, Nutzpflanze und Nahrung verwendet.

Die Königin der Gattung Morinda

Morinda citrifolia ist der botanische Name von Noni, das bedeutet die *Zitronenblättrige Morinda*. Sie gehört zur Gattung der Morindapflanzen in der weltweit verbreiteten Familie der *Rubiaceen*. Etwa 80 Arten dieser Pflanzenfamilie sind bekannt. Nach dem englischen Forscher H. B. Guppy[*], der Noni

---

[*] Salomon 1998.2, S. 16f.

im 19. Jahrhundert untersuchte, sind 60 Prozent der Arten dieser Pflanzenfamilie auf den Inselwelten des Indo-Pazifik beheimatet.

Jedoch nur 20 Morindaarten wurden bis heute wirtschaftlich, medizinisch oder rituell genutzt. Die unterschiedliche Verbreitung wird an drei Morinden auf Hawaii deutlich: *Morinda trimera* ist endemisch, nämlich nur auf Maui verbreitet, während *Morinda citrifolia* zwischen Afrika, Asien und Amerika überall dort als Nutzpflanze auftaucht, wo Menschen leben. Die dritte Art ist von dem deutschen Biologen Degener 1936 beschrieben worden: *Morinda sandwicensis* hat sich in die Wälder der Berge eingegliedert und sieht von weitem aus wie ein Baum. Die Hawaiianer nannten sie auch Noni mit dem Zusatz *kuahiwi*, was Berg oder Gebirge heißt. Sie trägt keine Wirkstoffe in sich, die für den menschlichen Einsatz nützlich wären.

Als medizinisch wirksame Heilpflanze sind noch *Morinda parvifolia*, *Morinda lucida* und *Morinda officinalis* dokumentiert, die hauptsächlich in der chinesischen und japanischen traditionellen Medizin eingesetzt werden. Durch aktuelle Forschungen, die zumeist noch an Tieren vorgenommen wurden, konnte ihre Wirksamkeit bei Leukämie, Malaria sowie eine immunstärkende Kraft gezeigt werden. Die nachgewiesenen Inhaltsstoffe entsprechen denen von Noni. Sie werden in den nachfolgenden Kapiteln beschrieben.

Das von Noni bevorzugte Wachstumsgebiet sind die ariden (feuchten), heißen und windseitigen Küstengebiete der Inseln. In Hawaii hat sie in den letzten 2000 Jahren gemeinsam mit der Ti *(Cordyline terminalis)*, der Erdbeerguave *(Psidium cattleianum)* sowie anderen Pflanzen, die aus Polynesien anlandeten, die ursprünglichen Küstenwälder stark verändert. Ihre Widerstandskraft ist ausgezeichnet und ihr Anspruch an die Umwelt gering. Sie siedelt genauso gerne auf den sandigen Küsten Australiens wie in den vulkanischen Erden der salzigen Küsten Hawaiis oder den Kalksteinböden Guams.

Ihre Früchte faulen in Wasser schnell; aber sie bilden jeweils einen acht Millimeter großen, rötlich-braunen Samen, der schwimmfähig ist, da er mit einer Haut überzogen ist, die bei reifen Früchten eine unangenehm käsig riechende Flüssigkeit (Pulpe) enthält, die leichter als Wasser ist. Diese Haut schützt den Samen zusätzlich gegen die aggressiven Einwirkungen des Meerwassers. In Versuchen waren sie nach Monaten im Meer noch keimfähig.

Ihre Wanderung über die Weiten des Pazifischen und Indischen Ozeans gilt als sicher. Dies widerspricht nicht dem Befund, daß die menschlichen Einwanderer Noni wegen ihres ausgezeichneten und vielfachen Nutzens als Nahrung, Heil-, Färbe- und Zierpflanze mit sich führten. Die Forschung geht beispielsweise für Hawaii und Polynesien von einem gleichzeitigen Auftreten von Menschen und von Noni aus. Ein weiterer Hinweis für die doppelte Verbreitung ist, daß die Pflanzen neben ihrem wilden Auftreten an den Küsten gehäuft in der Nähe neuer und alter Siedlungsgebiete wachsen.

Der Noni-Busch

Noni ist eher ein Busch, kann aber wie ein Baum wachsen und eine Höhe von über sechs Metern erreichen. Seine Blätter sind immergrün, und seine Fruchtverbände tragen zwölf Monate Früchte. Die etwa 30 mal 15 Zentimeter großen Blätter treiben vierkantig aus den Ästen heraus. Die Blüten stehen ganz eng gedrängt an den Enden der Äste. Sie sind miteinander verwachsen und schwellen nacheinander rasch zu einem fleischigen Fruchtverband an, der von den Blüten bis zu den Früchten alle Reifegrade umfaßt. Da sie zusammengewachsen sind, wirken die Fruchtverbände so, als haben sie eine Vielzahl von Samen; wenn man die Früchte aufschneidet, erkennt man in ihrem Inneren, daß es einzelne Früchte sind. Diese ungeheure Fülle erlaubt zwölf bis 14 Ernten im Jahr.

Die Früchte haben eine eiförmige Gestalt von blaßgrüner Farbe. Unreif sind sie glasig-weiß. Da sie in diesem Zustand zwar wenig schmackhaft, aber sehr nahrhaft sind und noch nicht den aufdringlich-unangenehmen Geruch der reifen Früchte nach alten Turnschuhen verströmen, werden sie in weiten Bereichen Asiens und Polynesiens gerne gegessen. Die reifen Früchte werden weiterverarbeitet und bilden die Grundlage für wirksame Medizinanwendungen. Rinde und Wurzeln enthalten neben ihren vielfältigen heilenden Wirkstoffen auch Farbstoffe; die Blätter werden unter anderem zu Breipackungen verarbeitet, um als Umschläge schmerzstillend und heilwirksam auf die Haut aufgetragen zu werden.

Rubiaceen – mehr als die Kaffeepflanze

Zu der Familie der Rubiaceen gehören über 10 000 Gattungen, viele mit hoher pharmakologischer Wirkung, zumeist Alkaloide, Anthrachinone und Iridoide (siehe dort). Im deutschen Sprachgebrauch werden diese Pflanzen auch Röte- oder Krappgewächse genannt, was darauf hinweist, daß sie auch in Europa als Färbepflanze bekannt waren. Der Krapplack war noch bis in unser Jahrhundert für die Herstellung von Druck- und Künstlerfarben sowie Tapeten weit verbreitet, und wurde erst in den letzten Jahren durch die Möglichkeit, ihn künstlich zu synthetisieren, zurückgedrängt.

Rubiaceen wachsen überwiegend als Bäume und Sträucher, es sind aber auch Kräuter und Lianen bekannt. Weltweit verbreitet, haben die Rubiaceen ihre dichteste Verbreitung in tropischen Zonen. Beispiele sind die *Gardenia augusta,* die aus China kommt, der *Chinarindenbaum (Chinona calisaya, C. ledgeriana, C. pubescens)* ist Quelle für den Malariawirkstoff Chinin, *Psychotria ipecacuanha,* aus welcher Ipecac gewonnen wird, ein Mittel gegen Ruhr. Die Rote Katzenklaue (Cat's Claw, *Uncaria tomentosa)* ist eine im amazonischen Regenwald beheimatete Liane, die zu den Rubiaceen zählt. Sie wurde von den Quechua-Indianern seit Jahrhunderten in ähnlicher Weise gebraucht, wie die polynesischen Schamanen und hawaiianischen Kahunas Noni einsetzten.

Die in Europa bekanntesten Rubiaceen sind wohl die Kaffeepflanzen, *Coffea arabica,* welche als Hausdroge der Industriegesellschaften einen Siegeszug durch die Kulturen der Welt angetreten haben, weil sie das Alkaloid *Coffein* enthalten, das in vielen Getränken von Kaffee über Cappuccino bis zu den Cola-Getränken (und auch schwarzem Tee) den Kopf für die nächste Aufgabe klar machen und die Leistungsfähigkeit steigern sollen.

Namen erzählen Geschichten
Noni – Nonu – Nuna
Die frühen und weiten Wanderungen der Menschen in ihren winzigen Einbäumen über den Pazifik, die sogar Handel trieben, wurde von Europäern lange nicht wahrgenommen. Der genaue Ablauf der Besiedelung liegt im Dunkel der Geschich-

te. Sprachverwandtschaft und ähnliche Riten und Kulturen geben Hinweise auf die Wege und Verbindungen. Man sollte nicht der romantischen Idee verfallen, eine kleine Gruppe habe eine Insel besiedelt und aus »dem polynesischen Adam und seiner Eva« sei ein neues Volk geworden.

Überlieferungen und Kulturforschung geben gute Hinweise, daß es einen Austausch zwischen den Inseln gab. Es entwikkelten sich spezifische Formen der Ökonomie, die nicht auf Mehrung zielten, sondern mit Gaben und Tausch ein Gleichgewicht zwischen den Gästen und Gastgebern herstellten.

Morinda citrifolia war immer dabei, weshalb sie auch als *Polynesian Bush Fruit* bezeichnet wird. Auf Samoa und Tonga heißt sie in der einheimischen Sprache Nonu, auf Rarotonga und teilweise auf Tahiti Nono. Die Menschen der Marquesainseln nennen sie Noni, der gleiche Name wird auf Hawaii und Tahiti gebraucht. In Indien taucht der Name als Nuna auf.

Färbepflanze

Die Bezeichnung indianische Maulbeere (Indian mulberry) beschreibt wohl ihren Einsatz als Farbstoff für die aus der Maulbeere gefertigten Mäntel. Der Name wird in Indien verwendet.

Die folgende Beschreibung der rituellen Farbgewinnung auf Hawaii ist emphatisch, gibt jedoch einen guten Eindruck von der Rolle von Noni in vielen Kulturen und als Wirtschaftsfaktor im indo-pazifischen Raum:

Gelb wie die Erde und rot wie das Feuer. Menschen mit königlicher Aufgabe tragen diese Farbe. Königliche Aufgabe heißt, sich selbst den Gefahren auszusetzen und andere auf einen sicheren Weg zu führen, Gefahren und Chancen auszumachen und die Gemeinschaft oder Organisation nach ihrer

Aufgabe und Art zu entwickeln. Es ist ein beständiges Weiter-
gehen, Vorbildsein, sich neue Aufgaben stellen, Wunden heilen, trösten und trauern, feiern und neu beginnen, fruchtbar
sein und lieben.

Noni lieferte beide Farben: Aus seiner Wurzel gewann man
die gelbe, aus seiner Rinde die rote Farbe. Anders ausgedrückt:
Die Erde bringt das Gelbe und die sonne-/feuerbewehrende
Rinde der Pflanze das Rote.

Die Rindenbaststoffe nennen sich in den polynesischen
Sprachen *tapa* oder *kapa.* Es war üblich, sie zu bedrucken.
Stempeln, einreiben von Farbstoffen, bemalen, Matrizentech-
niken waren die üblichen Verfahren, um ihnen Farbe und Ausdruck zu verleihen. Die *tapas* wurden aus den Fasern eines
Baumes hergestellt. Der Papiermaulbeerbaum *(Broussonetia
papyrifera)* ist genau wie Noni überall in Polynesien zu finden.

Es gab Alltagskleidung und Festkleidung. Für ihren Auftritt
kleideten sich die Chefs auf Hawaii mit besonders ge-
schmückten *tapas;* gelb und rot waren die Töne der könig-
lichen Gewänder, gefärbt mit den Farben des Noni-Busches.
Herstellung und Gestaltung folgten einer langen Tradition, die
durch die Generationen bis in die Zeiten zurückreicht, als ihre Vorfahren von den Inseln Polynesiens und aus Indien Tausende von Kilometern über den riesigen Pazifik nach Hawaii
in ein Paradies kamen, geformt aus Feuer, Luft, Wasser und Erde und mit dieser einzigartigen Pflanzenwelt besiedelt.

Die Frauen stellten diese wunderbaren Farben her. In den
feuchtheißen Gebieten nahe der Küste hatten sie morgens die
Wurzeln ausgegraben und die Rinde geschält. Nun saßen sie la-
chend und schwatzend gemeinsam im Schatten der Bäume und
zerdrückten die klein geschnittenen Noni-Wurzeln in ausge-

höhlten Steinen mit Mörsern. Nachdem sie die Fasern herausgenommen hatten, schütteten sie das verbleibende Pulver in
Wasser, um es in großen, hölzernen Kalebassen zu kochen, indem sie immer wieder heiße Steine einfüllten. Das Wasser ver-
dampfte langsam und hinterließ eine gelbe, flüssige Paste.

Die Farbherstellung war aber nicht nur auf den pazifischen
Raum beschränkt. In Indien gab es bis Anfang dieses Jahrhunderts eine Farbstoffindustrie, die ausschließlich Noni als Roh-
stoff einsetzte. Die Chemie basiert darauf, den organischen
Farbstoff aus den Anthrachinonen der Wurzeln und Rinden
über eine Reihe von Stufen zu gewinnen. Chemisch werden
sie auch Alizarinfarbstoffe genannt. Seit Jahrtausenden sind
diese Farbstoffe weltweit als lichtechte Farben hauptsächlich
für die Wollfärbung eingesetzt worden, bevor die chemische
Forschung sie synthetisieren konnte.

Schmerzmittel in Zentralamerika und China

Die Indianer Zentralamerikas setzten die Blätter ein, um
Schmerzen zu bekämpfen.* Dazu zählten Wundschmerz, Kopfschmerzen und Migräne, Nebenhöhlenentzündungen, Erkältungen, Neuralgien und Rheuma. In der Karibik, auf den Inseln Barbados, Dominique, Guadaloupe, Martinique, St. John,
Virgin Islands, Tobago und Trinidad wurden Auszüge aus den
Früchten bei Entzündungen und offenen Wunden eingesetzt.
Die Menschen der Virgin Islands verordneten Noni bei Herzanfällen, Angina pectoris und vielem mehr.

---

* Little, E. L. and Wadsworth, F. H. (1964) In: Common Trees of Puerto
  Rico and the Virgin Islands. Agriculture Handbook No. 249. U. S. Dep.
  of Agriculture, Washington, D. C. op. cit. in Hirazumi 1997.

Noni wird auch als Drachenbaum (brimstone tree) bezeichnet, was wohl auf die Fruchtbarkeit und Macht von Noni hinweisen soll. Macht und Fruchtbarkeit wurden durch die Darstellung von Drachen auf den Roben der hohen Beamten am chinesischen Hof signalisiert.

In der chinesischen Medizin war neben *Morinda citrifolia* die *Morinda officinalis* als Yang-stärkendes Mittel bekannt. Die Yang-Wirkung im Menschen zu verstärken, bedeutet in den Worten der Schulmedizin, eine allgemein immunstärkende Wirkung im Patienten zu erzeugen. Yang, dem Tag, dem Sommer, der Bewegung, Trockenheit und Wärme zugeordnet, sollte beispielsweise den Yin-Aspekt einer Erkältung austreiben. In der biochemischen Untersuchung in Tiermodellen konnte nachgewiesen werden, daß das Körpergewicht gesteigert, die Aktivität des Immunorgans Schilddrüse verstärkt und die Anzahl und Aktivität der Wächter im Blut (Leukozyten) erhöht werden. Das Immunsystem wurde durch die Morindagabe gestärkt.

bankuda, mengkudo, lada, kura, bumbo
Die Grenze zu der Wortfamilie Noni – Nonu, die von Indien bis nach Polynesien und Hawaii reicht, bezeichnet der Sprachgebrauch auf den Philippinen. In Tagalog heißt die Morinda citrifolia *bankuda* oder *bankuro*. In Pangasinan wird Noni auch *apatot* genannt. In Bohol *nano* oder *nono*.[*] Noni ist bis heute Bestandteil der Medizin. Die reifen Früchte werden so lange gekocht, bis das Wasser um die Hälfte reduziert ist und ein

---

[*] Serapion S. Metilla: Healing Noni Tree of the Wilds. In: Lifestyle. The Philippine Daily Inquirer. 16. Juli 1999.

brauner Saft zurückbleibt. Getrunken wird dann täglich ein halbes Glas.

Auf Guam heißt sie *Lada,* in Malaysia *Mengkudo* und im Südosten Asiens *Nhau.* In Vietnam wird sie auch *Grand Morinda* genannt. In Australien kennt man sie als Käsefrucht (Cheesefruit). Auf den Fiji-Inseln wird sie *Kura* genannt und in Afrika *Bumbo.*

Diese kleine Aufzählung ist noch nicht vollständig. Viele Regionen und Inseln haben eigene Namen für die große Morinda citrifolia: Noni.

Noni in der Naturmedizin

Papa Kalua Kaiahua ist traditioneller Heiler auf Hawaii, ein Kahuna. Er sagte 1996 in einem Gespräch über *Morinda citrifolia:* »Ich habe Noni Menschen gegeben, die Krebs, Nierenprobleme, Diabetes und Tumore und viele andere schwere Krankheiten hatten. Für mich ist Noni die wichtigste Pflanze, die in der Medizin eingesetzt wird.«

Die Hochachtung und Wertschätzung für Noni resultiert aus der ungeheuren Wirksamkeit. Wo auch immer weltweit Noni bis heute als Medizin eingesetzt wird, ähneln sich die Darreichungsformen, wird es zur Bekämpfung der gleichen Krankheitsbilder verwendet. Das Spektrum umfaßt fast die gesamte praktische Medizin, wie aus der Tabelle S. 191 ff. hervorgeht. Fieber, Schmerzen, infektiöse und allergische Erkrankungen der Atemwege (Tuberkulose usw.) sowie des Darmes (Ruhr), Verbesserung der Verdauung, Allergien, Arthrose, Arthritis und Rheuma, Herzkrankheiten und hoher Blutdruck, Diabetes, bei Frauen- und Männerleiden, zur Intensivierung des sinnlichen Erlebens, bei Verwundungen, Brüchen, Quetschungen, Verstauchungen, zur Blutstillung, als Antiseptikum und Haut- sowie Haarpflege und zur Befreiung der Haut und Haare von Parasiten und Keimen.

Für dieses riesige Spektrum werden alle Teile der Pflanze verwendet, Samen, Blüten, Blätter, Rinde, Holz, Wurzel. Um Kranke zu stärken, ihren Appetit anzuregen und das Blut zu reinigen, wurde entweder ein Saft aus den reifen Früchten hergestellt oder die Wurzeln gekocht und aus diesem Gebräu ein Trank zubereitet. Die Säfte wurden unterschiedlich zubereitet, alkoholische Auszüge, Fermentierungsverfahren, Reifung im Sonnenlicht sind einige Beispiele. Außerdem sind Anwendungen als Breiumschläge, Aufgüsse, Zubereitungen des Holzes, Tees bekannt. Auch um Probleme des Alterns zu bessern und deutlich länger leistungsfähig zu bleiben, wird ein Saft getrunken.

Die chemische Analyse der Inhaltsstoffe der unterschiedlichen Reifungsstufen und Zubereitungen zeigt, daß jede Form sehr unterschiedliche Einzelstoffe aufweist. Die Kombinationen und Vergesellschaftungen der Stoffe in der Pflanze und dann im Organismus sind unbekannt, ja, es liegen keine Modelle und Methoden vor, um dies darzustellen.

Die Naturmedizin ist eine empirische Heilkunde. Sie beobachtet Verhalten und Ergebnisse bei Mensch und Tier und lernt daraus. Die Naturmedizin ist zugleich eine intuitive Heilkunde. Sie weiß genau, daß der Verstand nur einen Teil der Welt wahrnimmt. Sie geht davon aus, daß für richtiges Handeln Verstand, Emotion und Intuition zusammenwirken müssen. Die Heilkunde besteht aus drei Säulen: Die Heilung des Geistes* beachtet das Umfeld des Betroffenen. Die Heilung der Seele, die Psychotherapie, richtet sich an die Gefühlswelt. Die Heilung des Körpers, Medizin und Physio- sowie medikamentöse Therapie schaffen einen stabilen, schmerzfreien Organismus, um den Selbstheilungskräften Raum zu geben.

---

* Damit ist nicht Geistheilung gemeint. Geistheilung ist ein Begriff, der für das unverstandene Phänomen des Heilungsprozesses steht.

Heiler der Naturmedizin verfügen über einen reichen Schatz an Wissen, Techniken, Methoden und Instrumenten. Unterschiedliche Wahrnehmungszustände, Trancen und Traumreisen, Befragungstechniken und eine reiche Apotheke gehören zu ihrem Repertoire. Hochentwickelte und effektive Medizinsysteme, die im Schamanismus wurzeln, sind die Traditionelle Chinesische Medizin (TCM) sowie die indische Medizin, Ajurveda. Zwischen beiden bestand ein Austausch. Ihre Wissensbestände, nach denen sie erfolgreich über Jahrtausende heilten, erfahren durch die neueste Schulmedizin eine späte Bestätigung. Immer wieder wird mit Verwunderung zur Kenntnis genommen, daß »neueste Erkenntnisse der Forschung« die Basis uralter Methoden gewesen sind. Beide Systeme wachsen zu einer Medizin der Informationsgesellschaft zusammen, die ich, wie vorne beschrieben, Quantenmedizin nennen möchte.

Quantenmedizin: Medizinen wachsen zusammen

Einen Organismus oder eine Umwelt als mit einem Geist beseelt zu verstehen, wird meist noch immer als Animismus oder »primitiv« angesehen. Einseitig ausgebildete Heiler vollziehen naive Rituale, sowohl als Schulmediziner, der Pillen verschreibt, wie auch als Laien-Schamane. Ein gut ausgebildeter Heiler bearbeitet die gesamte Lebenssituation des kranken Menschen und weiß um die eigenen Grenzen. Familie und Umwelt werden berücksichtigt – modern ausgedrückt ist es das ganze System, das als wichtig für einen Heilungsweg angesehen wird. Wobei die Verantwortung immer bei den Betroffenen bleibt, der unterstützende Heiler nimmt dabei eine bescheidene Stellung ein.

Das Ganze ist mehr als seine Teile, ein System reagiert anders als seine Bestandteile. Ein einfaches technisches Beispiel beschreibt dies: Ein Lenkrad allein macht noch kein Auto, aber eine Lenkbewegung beschäftigt über eine hochkomplexe Hinterachse mehrere Computer, die dafür sorgen, daß das Auto nicht aus der Kurve rutscht.

Ein lebendiger Organismus ist noch komplexer. Die Vorstellung, daß nur ein Organ leiden oder krank sein soll, ist naive Medizin. Die ausschließliche Behandlung eines Organs schafft Leiden, die die moderne Medizin noch immer erzeugt. In jeder Krankheit verstecken sich vielfältige Beziehungen und Verbindungen, die vielleicht noch aus der Großelterngeneration »weitergegeben« wurden. Oder verdeckte Schwierigkeiten im Beruf werden nicht erkannt. Eine alte, nicht ernst genommene und ausgeheilte Krankheit wirkt weiter. Oder ein nicht erkannter Herd von Keimen, beispielsweise die Folgen eines stillen Prozesses, der in einem schlecht gepflegten Mund- und Zahnraum gründet, führen zu einem Herzinfarkt. Die schlechte Pflege der Zähne aber gründet in einer weit zurückreichenden Erfahrung und so weiter.

Ein Heiler sucht nach einem Weg, auf dem der Betroffene wieder in die Lage versetzt werden kann, seine Kräfte für die Selbstheilung einzusetzen. Dafür verfügen die unterschiedlichen Heilkunden über eine Vielzahl von Instrumenten und Methoden. Beispielsweise geht der Heiler auf eine Trancereise und schaut nach, welche »bösen Geister« anwesend sind. Oder er schneidet den Körper auf und schaut nach, welche Veränderungen seine Augen und Instrumente wahrnehmen. Beide Methoden dienen dazu, die diagnostischen Möglichkeiten zu erweitern, die erste kreativ, die zweite technisch.

Mit Pflanzen sprechen

Ein Gespräch mit einer Pflanze oder einem Tier darf also nicht einfach so verstanden werden, als unterhielte man sich am offenen Kamin über die letzte Opernaufführung. In diesem Sinn bedeutet *sprechen*, in Resonanz zu gehen, was wiederum für denjenigen, der verstehen will, bedeutet, sich vollständig zu öffnen und auf den Grundton des Gegenüber einzustimmen.

Man kann sich dies, in einem Idealbild gefaßt, ungefähr so vorstellen, als würde ich mit einem mir Fremden, dessen Sprache ich nicht verstehe und dessen Kultur mir fremd ist, versuchen, ein uns beiden unbekanntes Lied zu singen. Dies ist sehr schwer, was sofort einleuchtet. Gute und geübte Musiker sind in der Lage, gemeinsam zu improvisieren. Doch auch sie brauchen ein Repertoire an gemeinsamen »Standards«, um einen guten Klang zu erzeugen. Ohne Standardrepertoire müssen sie sehr viel üben, indem sie sich aufeinander einspielen.

Es gehört zu den größten Künsten, eine wohlklingende Schwingung zwischen zwei Wesen aufzubauen und dann eine Melodie zu erzeugen. Dies tun traditionelle Heiler zum einen mit den Heilmitteln, die sie suchen, finden und einsetzen, und zum anderen mit dem Kranken, mit dem sie einen Weg der Wiederherstellung suchen. Die Rolle, die der Heiler dabei übernimmt, ist die eines Katalysators. Er oder sie weiß, daß die Pflanze die entsprechende Kraft in sich tragen muß, die den erkrankten Menschen in die Lage versetzt, die Heilung in sich selbst zu erzeugen. Respektvolle Annäherung und achtungsvoller Umgang im Prozeß sind grundlegend für jede Heilung, Liebe ist die stärkste Kraft zur Aktivierung der Selbst-Heilung.

Selbst-Heilung setzt an der Basis an, der guten und schmerzfreien Funktion des intakten Organismus. Daher bildet Unterstützung das Fundament, von dem aus dann der einzelne Mensch seinen persönlichen Weg wählen kann. Jede Pflanze enthält eine Vielzahl von Stoffen und Stoffgemeinschaften, die wirken oder Wirkungen auslösen. Nur wenige Pflanzen aber sind bekannt, die auf lebenswichtige Organ- und Funktionskreise des Menschen umfassend wirken. Nur von ganz wenigen Pflanzen ist bekannt, daß sie lebenswichtige Wirkgemeinschaften mit tonisierenden und reinigenden Wirkstoffen verbinden. Dazu gehört Noni.

Wo und wie Noni eingesetzt wird

Beginnen wir unsere Erkundungsreise im Westen seines Verbreitungsgebiets. Aus Afrika liegen nicht viele Berichte über Noni in der Heilkunde vor. Die wenigen zeigen jedoch, daß Noni bekannt und geschätzt war. »Bumbo« wurde hauptsächlich zur inneren Reinigung, als abführendes Mittel, eingesetzt, im Kongo auch zur Senkung von Fieber. In Indien war »Nuna« Grundlage der Farbindustrie an der Ostküste. In der Medizin wurde die Pflanze sehr umfassend eingesetzt. Auch die Literatur um das Kamasutra nennt Noni, das dem »lingam« (dem Penis) eine größere Kraft geben soll.

In allen Kulturen Südostasiens gibt es Überlieferungen und Aufzeichnungen, welche die Heilwirkung und den Einsatz von *Morinda citrifolia* beschreiben: In China, Indonesien, Japan, Malaysia, Neuguinea, den Philippinen, Taiwan, Vietnam, Laos und Kambodscha wurden alle Pflanzenteile zur Behandlung der beschriebenen Krankheiten verwendet.

Die Aborigines Australiens kannten Noni hauptsächlich zur Behandlung der Krankheiten der Atemwege, wie Asthma, Erkältungen, Halsentzündungen und Infekten. Darüber hinaus wurden Teile der Wurzel als Antiseptikum, zur Wundreinigung, verwendet.

Die Indianer Zentralamerikas setzten die Blätter ein, um Schmerzen zu bekämpfen.* Dazu zählten Wundschmerz, Kopfschmerzen und Migräne, Nebenhöhlenentzündungen, Erkältungen, Neuralgien und Rheuma. Auch die Kulturen der Karibik kennen Noni: Auf Barbados, Dominique, Guadaloupe, Martinique, St. John, Virgin Islands, Tobago und Trinidad wurden Auszüge aus den Früchten bei Entzündungen und offenen Wunden eingesetzt. Die Menschen der Virgin Islands verordneten Noni bei Herzanfällen und Angina (angina pectoris).

Dies ist eine kleine Zusammenfassung der Anwendungsformen von Noni in der pazifischen Welt zwischen Afrika und Amerika bis in den karibischen Raum.

Widersprüchlicher Einsatz von Noni

Die Darstellungen und Berichte über die Verwendungen von Noni in der Heilkunde erscheinen an manchen Stellen widersprüchlich. Auf Hawaii wurde Noni beispielsweise mit abführender Wirkung bei Verstopfungen gegeben und auf den Gilbert Inseln als verstopfend bei Diarrhöe (Durchfall). Auf Ponape stoppte man einen starken Menstruationsblutfluß mit Gaben von Wurzel- und Rindezubereitungen. Auf Tonga gab man Noni beim Ausbleiben der Regel.

Auch für den Verlauf einer Geburt sind Einsatz und Gabe von Noni unterschiedlich überliefert. Auf Ponape beispiels-

---

* Little, E. L. and Wadsworth, F. H. (1964) In: Common Trees of Puerto Rico and the Virgin Islands. Agriculture Handbook No. 249. U. S. Dep. of Agriculture, Washington, D. C. op. cit. in Hirazumi 1997.

weise wurden die Blüten zur Erleichterung der Schmerzen nach einer Geburt zubereitet, auf den Fiji-Inseln dagegen wurden die Blätter verwendet, um einen besseren Geburtsverlauf und leichtere Wehen zu erreichen.

Solche Tatsachen sind mit westlicher Logik unvereinbar. Mit einem Ansatz aber, der den ganzen Menschen in seiner Umwelt erfaßt und als ein Zusammenspiel von Systemen versteht, wird man an dieser Stelle anfangen, neugierig zu fragen und zu forschen. Auf den Seiten 70ff. und 113ff. werden wir dies vertiefen.

Die Bewohner des indo-pazifischen Raumes

Am weitesten entwickelt sind die Anwendungsformen von Noni in Polynesien. Von Polynesien kam die *Morinda citrifolia* nach Hawaii. Es liegt nahe, daß die Pflanzen, die auf den weiten und langdauernden Seereisen mitgenommen wurden, besonders umfassend eingesetzt wurden. Die Erfahrungen mit solchen heilenden Begleitern dürften besonders intensiv und die möglichen Einsatzformen sehr viel umfassender ausgereizt sein, da jede neue Krankheit eine neue Anwendung erfordert. Zeigt die Pflanze dann eine positive Wirkung, forscht die menschliche Neugier weiter und findet neue Methoden und Anwendungen.

Die traditionalistischen Kulturen Polynesiens und Hawaiis werden von uns als steinzeitlich eingeordnet. Dies führt in die Irre, da hierbei das Fehlen einer Schrift und eine weniger entwickelte Technik und Wirtschaft zum alleinigen Maßstab der Entwicklung gemacht wird.

Gesellschaftliche Überlieferungen sind aber nicht nur an die Schrift, sondern auch an vielfältige Bilder, Mythen und Bräuche gebunden. Nur für die Osterinseln ist ein Schriftgebrauch nachgewiesen – in einer Kultur, über die man sehr wenig weiß. Technische Entwicklung war in der reichen, paradiesischen Natur nur bedingt notwendig. Die Gesellschaften waren überschaubar, da die Mitgliederzahl auf wenige Clans beschränkt blieb. Für das 18. Jahrhundert schätzt man die Zahl der Polynesier auf etwa 400 000 Menschen. Im sozialen, politischen und kulturellen Bereich standen diese Gesellschaften weit über dem Stand einer steinzeitlichen »Primitivität«.

Seit dem 14. Jahrhundert war die Besiedlung der bewohnbaren Inseln weitgehend abgeschlossen. Die Wege führten die frühen Reisenden und Entdecker schon um das Jahr 650 bis in die Antarktis. Auf den Inseln bildeten sich infolge ihrer Isolierung zahlreiche Varianten von Staatensystemen und Kulturen heraus. Auf den größeren Inseln kamen sie dem europäischen Gedanken einer staatlichen Organisation sehr nahe. Zumeist waren diese Staaten zentralistisch organisiert.

Der Adel bildete die herrschende Schicht. Aus dieser Gruppe, der *ali'i* oder *ari'i*, kamen die Häuptlinge, Priester und andere Träger öffentlicher Funktionen, die über große Macht verfügten. Ihre Legitimation, ihre Sonderstellung und Macht leiteten sie aus einer Herkunft von den Göttern ab. Macht und Ansehen eines Häuptlings richtete sich nach dem Rang der Gottheit, mit der er seinen Stammbaum begründete. Der Häuptling, der sich von der höchsten Gottheit ableitete, stand an der Spitze der Gesellschaft. Seine Macht war uneingeschränkt, und er vereinigte auf sich das stärkste »mana«.

Die Kraft wurde als so stark angesehen, daß die Füße des Häuptlings nicht die Erde berühren durften, da ansonsten die Pflanzen verdorren würden. Wer dem Herrscher unvorbereitet begegnete und ihn ansah, wurde sofort getötet. Das gesellschaftliche Leben war genau geregelt. Wie stark diese Regeln waren und welche Wirkung sie auf die Reisenden hatten, kann man daran ermessen, daß die europäischen Sprachen zwei Fremdwörter aus dem Polynesischen übernommen haben: Tabu und Tatoo.

Auf Hawaii, Tahiti und Tonga waren die Handwerker und Tatauierer als dritter Stand hoch angesehen. Die Berufsmonopole waren fast zunftartig ausgebildet, insbesondere in den Gruppen der Boots- und Hausbauer sowie Tatauierer. Komplizierte Regeln, Tabus und hohe Abgaben regelten das Alltagsleben.

Auf Hawaii hatten die Kahunas eine besondere Stellung, da sie als Hüter des Wissens Tradition und Funktion des gesellschaftlichen Lebens regelten.

Alltag mit Noni

In den Alltag der Menschen des pazifischen Raumes ist der Gebrauch von Noni fest eingebunden. Viele kennen die Familienrezepte, die zumeist Großmütter und Mütter bei den kleinen und großen Ereignissen, Blessuren und Wunden zum Trösten und Heilen zur Hand haben, oder sie wissen, wie ein außerordentliches Heilerlebnis das Glück in die Familie zurückbrachte. Die Familienlegenden und alte Geschichten um Noni sind für den europäischen Leser beachtlich. In den Büchern über die hawaiianischen und polynesischen Pflanzenwelten und Kulturen finden sich solche Legenden immer wieder; selbst in biologischen Fachtexten beschreiben die Autoren ihre Erfahrungen mit Noni nicht nur in ihrer Fachsprache, sondern fügen eigene Erlebnisse und Erfahrungen hinzu.

Die Geschichte des kleinen Mark bietet ein anschauliches

Beispiel, wie die positiven Erfahrungen mit Noni prägend wirkten und man im Alltag mit Noni umging. Mark und seine Familie lebten in Makawao auf Maui. Als Junge verhungerte Mark fast, da er unter einer schweren Magen-Darm-Krankheit litt; nachdem er über drei Wochen nichts hatte bei sich behalten können, die hingebungsvolle Pflege seiner Mutter nichts bewirkt hatte und viele helfende Hände und Versuche keine Besserung gebracht hatten, wuchs die Verzweiflung.

Alle waren ratlos, Mark lag völlig entkräftet danieder; da hörte seine Mutter von einer Pflanzenheilerin (Herbalistin). Beide gingen umgehend zu ihr. Nachdem diese Mark den Kopf unter lautem Gesang magischer Formeln mit Urin eingerieben hatte, bereitete sie einen Trank aus der reifen Noni-Frucht, in den sie reifen roten Pfeffer mischte. Sie zwang ihn, das Gebräu zu trinken; in seiner Erinnerung schmeckte es, als würde er »die lauwarme Kotze eines anderen wieder hineinwürgen müssen«. Aber er fühlte sofort, daß dieser Opfergang ihm guttat, denn zu seiner Freude nahmen seine Kräfte innerhalb kurzer Zeit wieder zu, und noch am gleichen Tag kehrte sein Appetit zurück; in den nächsten Tagen war er völlig geheilt.

Als er dann viele Jahre später, inzwischen als Mann an Lepra erkrankt, auf Molokai einen felsigen Abhang hinunterstürzte und in den Dornen eines Strauches hängenblieb, zerstach er sich das Gesicht und verletzte dabei seine Augen sehr stark. Er kroch den Abhang wieder hoch, war aber nicht verzweifelt, denn er hatte Morindasträucher gesehen. Er wußte, daß sie ihm helfen würden. Er robbte sich zu ihnen und pflückte reife Noni-Früchte; nachdem er deren Saft ausgedrückt hatte, träufelte er ihn in die Augen, verband diese und schlief. Schon nach wenigen Tagen waren die Wunden ausgeheilt, er konnte gut sehen, es gab keine blauen, verschorften Augen, Infektionen waren nicht entstanden, und die Sehkraft war erhalten geblieben.

Diese Geschichte gibt einen guten Einblick in die Praxis einer Heilkunde, die auf Erfahrung mit Heilstoffen aufbaut. Sie zeigt aber auch, wie Menschen im Alltag mit einem solchen Heilstoff umgehen. Dies unterscheidet sich grundlegend von der sich als naturwissenschaftlich verstehenden Medizin und der dazugehörenden Arzneimittelkunde in unseren Breitengraden.

Die Heilerin benutzte auch Urin, also Harn. Dessen heilende Wirkung wird langsam auch in der westlichen Medizin erkannt und anerkannt. Die »Positivliste« seiner Wirkungen ist lang und reicht von antibakteriellen bis zu hautpflegenden Eigenschaften.

Die vielfältigen Wirkungsmechanismen von Noni beginnt man erst in den letzten Jahren langsam zu untersuchen und zu verstehen. Die Heilkundigen waren kritische und gut ausgebildete Männer und Frauen, die teilweise Studienzeiten von 20 Jahren und mehr hinter sich gebracht hatten. Sie wußten genau zu unterscheiden, wann welche Mittel einzusetzen waren.

Noni wirkt nicht auf alle Krankheiten, beispielsweise die Lepra kann nicht behandelt werden. So wurde Noni bei Leprakranken nur zur Behandlung ihrer Geschwüre eingesetzt, denn man kannte die eigenen Grenzen und machte auch keine falschen Versprechungen; die Lebensgemeinschaften isolierten ihre Kranken an bestimmten Plätzen.

Die Heilkundigen haben genaue Kenntnis der Eigenschaften einer Pflanze und wie sie als Heilmittel eingesetzt werden kann, und das Alltagswissen der Menschen kennt die wichtigen »Hausmittel«. Traditionelle Heilung handelt teilweise

nach sehr komplexen Verfahren: Hygiene, Harmonisierung
der Regelkreise des Körpers und Psychotherapie greifen ineinander.

Parallel zu unserer Medizin wäre die Urintherapie aus der
Geschichte eine hygienische Maßnahme, Noni das Mittel, das
die Selbstheilungskräfte aktivierte, und die Psychotherapie
entspräche den nur kurz erwähnten Gesängen. Aus den Forschungen über Schamanismus und traditionelle Medizin läßt
sich rekonstruieren, daß ausgereifte Theorien und Modelle einer Psychoanalyse lange vor Freud bestanden. Die Hindernisse
beim Verständnis dieser Modelle liegen in der Fremdheit ihrer
Sprache und Darbietung, die man erst auf die eigene Erfahrung
übersetzen muß, um ihren Reichtum zu erfassen.

Diagnose, Therapie und Verordnung in der traditionellen
Heilkunde waren für den betroffenen Menschen meist umfassend, da sozialer Status, Familienumfeld, sozioökonomische
Verstrickungen, die kulturelle Ordnung, der Jahreskreis und
individuelle Befindlichkeit sowie Erschöpfungszustände in
dem Heilplan berücksichtigt wurden. Viele der Heilkundigen
waren durchaus vergleichbar mit modernsten, psychosoma-
tisch ausgebildeten Medizinern, da sie nicht nur über ein Arsenal hochwirksamer Arzneimittel verfügten, sondern auch
ausgezeichnete Modelle, Methoden und Instrumente hatten,
um die kulturellen und psychosomatischen Ursachen von
Krankheiten zu behandeln. Ihr Verständnis war intuitiv und
systemisch. Was sie nicht wußten war, wie Wirkungsgefüge
kausal zusammenhängen.

Seit einigen Jahren beginnen nun moderne, »vernetzt denkende« Wissenschaften, die Grenzen niederzureißen, und traditionelle Heiler, Mediziner, Biochemiker, Pharmakologen

und Kulturwissenschaftler können jetzt voneinander lernen, »was die Welt im Innersten zusammenhält«, wie es Goethe seinen Faust sagen läßt. Die in Disziplinen, also Teilbereiche und Fachgebiete eingesperrten traditionellen Wissenschaften verkürzen diese Zusammenhänge in unzulässiger Weise.

Der amerikanische Soziologe Talcott Parsons* (1902–1979) hat die Zusammenhänge herausgearbeitet, die der westlichen Medizin zugrunde liegen. Das gesamte Gesundheits- und Sozialsystem folgt diesen Regeln, die Parsons in vier Gedanken formuliert. Der jeweilige Kerngedanke ist um eine kurze Erläuterung ergänzt:

- Krankheit bedeutet eine Befreiung von den normalen Rollenverpflichtungen.

  Das heißt, daß der Kranke nicht mehr Mutter, Vater, Buchhalter, Abteilungsdirektorin ist, sondern einen neuen »Beruf« hat: Kranker. Dies ist die Begründung, daß einer unserer größten volkswirtschaftlichen Wirtschaftszweige das Krankheitssystem mit seinen Produktionsstätten ist. Der Reichtum unserer Gesellschaft baut zu einem guten Teil auf Krankheit und Zerstörung auf. An dieser Stelle seien nur zwei große wertschaffende Fabriksysteme genannt: 1. die Krankenhäuser, in denen Krankheit gemanagt wird, und 2. die Pharmaindustrie, in der Wirkstoffe produziert werden.

- Der Kranke ist für seinen Zustand nicht verantwortlich; er kann für seine Krankheit nicht verantwortlich gemacht

---

* Vgl. Ritter-Röhr, D. (Hg.), 1975, Der Arzt, sein Patient und die Gesellschaft. Frankfurt, Suhrkamp.
  Pfleiderer, Beatrix et. al., ²1995 Ritual und Heilung. Eine Einführung in die Ethnomedizin. Berlin, Reimer.

werden, man muß sich seiner annehmen, ihm helfen. Diese Haltung verkennt, daß eine Heilung immer *nur* durch den Betroffenen selbst erfolgen kann. Beispiel dafür ist der sogenannte Placeboeffekt, also eine spontane Heilung, die dadurch ausgelöst wird, daß ein Kranker dem – zumeist männlichen – Arzt vertraut. Der Mechanismus des Placeboeffektes wird als unbekannt beschrieben; polemisch möchte ich zuspitzen, daß Heilung nicht verstanden werden *darf*, da ansonsten die Unwichtigkeit des Arztes offensichtlich würde.

- Das Kranksein ist ein unerwünschter Zustand; es wird vom Kranken erwartet, daß er den Willen hat, möglichst bald gesund zu werden, um sich wieder in seine »eigentliche« Funktion einzugliedern.

  Nicht das innere Gleichgewicht und Wohlbefinden stehen im Mittelpunkt des Interesses, sondern daß ein Mensch wieder »funktioniert«.

- Der Kranke muß seinen Willen, gesund zu werden, beweisen, beispielsweise indem er fachkundige Hilfe sucht und mit dieser kooperiert.

  In polemischer Kürze formuliere ich hier: Damit kommt er nicht auf »dumme Gedanken«, wie beispielsweise die zugrundeliegenden Ursachen seines Krank-Seins zu untersuchen und damit die Verantwortung für seinen Zustand zu übernehmen.

Talcott Parsons arbeitete zudem die Eckpunkte einer Annahme heraus, in der Krankheit eine besondere Stellung im Alltag hat. Der Kranke wird herausgenommen, eingesperrt und von hohepriesterlichen Experten »be-handelt«. Diese Grundlagen zeugen von dem Willen, einfach zu steuernde Mechanismen einzurichten, durch die Krankheit wie bei einem Lichtschalter ein- und ausgeschaltet werden kann.

»An und aus« lautet ein Kerngedanke, der vielen Steuerungsprozessen der modernen Gesellschaften zugrunde liegt: Arbeitskräfte sollen zur Verfügung stehen und dann wieder verschwinden, Strom wird farbig gemacht und die Nebenwirkungen seiner Produktion verdrängt. Der technische Aufwand, um solch »einfache« Lösungen zu schaffen, ist aber immens hoch und droht, der Menschheit die Luft abzudrehen.

Die als »primitiv« gekennzeichneten Heilsysteme erweisen sich bei näherem Hinsehen zumeist als komplexe Wissenssysteme und stellen dann für die Lage des Betroffenen gut angepaßte Therapiekonzepte* zur Verfügung. Ihr Bestreben geht dahin, das innere Gleichgewicht des Individuums innerhalb seines Umfelds wiederherzustellen, um ihm einen vollkommenen Vollzug seiner Aufgaben und Verantwortungen zu ermöglichen. Sie entlassen die Betroffenen dabei nicht aus ihrer normalen Rolle als Mutter, Schmied, Vater oder Häuptling. Der Organismus und die Seele werden in eine Lage versetzt, in der die Selbstheilungskräfte und Selbstverantwortung arbeiten können. Der dabei eingesetzte technische Aufwand ist gering.

Krankheit wird als notwendiger Bestandteil des Lebens und Reifens akzeptiert. Die Ursachen werden entweder in der Sippe, der Familie, dem Reifestand oder in anderen sozialen oder

---

* Bei dieser Aussage blende ich die Erfolge der Notfall- und Intensivmedizin aus, da diese mit den Risiken der modernen Gesellschaften verbunden sind und nicht mit denen traditionalistischer Lebenswelten vergleichbar sind. Die »Erfolge« technischer Systeme führen andererseits zu der Einsicht, daß die ursprünglichen Modelle ihre späte Anerkennung durch die moderne Wissenschaft erfahren.

natürlichen Einwirkungen erkannt. Die Ursache wird als »Geist« oder Besessenheit beschrieben, meint jedoch genau das, was die moderne Medizin mit System, Familiendynamik, psychischer Störung oder Krebs, Infektion usw. beschreibt.

Diese polare Beschreibung der traditionellen und modernen Denkweise soll lediglich helfen, eine grobe Unterscheidung zu treffen. Die Realität ist sowohl in dem einen wie in dem anderen Fall vielfältig, es gibt Gutes und Schlechtes, Scharlatane und Wunder, Sorgen und Freuden. Um Noni jedoch nicht als Wundermittel mißzuverstehen, muß man den kulturellen Hintergrund in seinen Grundzügen kennen, die Grundgedanken einer Kultur des Heilens erkennen und das eigene Handeln bewerten können.

Die Mischung macht's: Vitalstoffe von Noni

So umfassend wirkende Heilpflanzen wie Noni nehmen eine herausragende Stellung in einem ganzheitlichen Ansatz von Medizin ein. Sie enthalten lebenswichtige Wirkgemeinschaften, wie Anthrachinone, Xeronin, Vitamine und sekundäre Pflanzenstoffe, sowie tonisierende und reinigende Wirkstoffe, wie Scopoletin, Alizarin und Damnacanthal. Für Menschen in Übergangszeiten wie der Pubertät, der Wechseljahre oder beim Durchleben einer schweren Krankheit stellt Noni lebenswichtige Vitalstoffe bereit.

Die Entwicklung eines Menschen ist eng eingebunden in die Natur, die ihn umgibt. Der Volksmund weiß dies genau, wenn er davon spricht, daß das Kräutlein, das mich heilt, im eigenen Garten zu finden sei. Der Versuch, einen Wirkstoff zu finden, zu isolieren und nachzubauen, zwingt dazu, Nebenwirkungen in Kauf zu nehmen und fehlende Wirkungen durch hohen technischen Aufwand zu ersetzen. Im Sinne des »Erfinders« eingesetzte Pflanzen in einem verantwortlich gelebten Leben kennen keine Nebenwirkungen. Die ganze Pflanze »redet« sozusagen mit dem ganzen Menschen und zeigt ihm einen Weg zu einem besseren Gleichgewicht, zu Gesundheit. Dies ist der Weg der Evolution, eines ständig lernenden Gleichgewichts, aus dem nur diejenigen ausscheiden, die nicht zu lernen bereit oder in der Lage sind.

Daß Noni eine solche ausgezeichnete Stellung in der volksmedizinischen Apotheke einnimmt, liegt daran, daß es Menschen viel Energie, Wachheit und Tatkraft gibt. Die immunstimulierenden und schützenden Eigenschaften bilden eine hervorragende Grundlage für jede Therapie, die darauf baut, eine gute Balance für den Menschen im Heilungsprozeß herzustellen und die Selbstheilungskräfte zu mobilisieren, damit er seine Verantwortung in seinem Lebensabschnitt und seinem Umfeld übernehmen kann.

2000 Jahre alt: die moderne Medizin Huna

Die Huna-Medizin ist die etwa 2000 Jahre alte hawaiianische Medizin. Wer sich mit der Huna-Medizin beschäftigt, erhält den Eindruck, daß sie eine moderne Medizin ist. Um die absolut zeitgemäße Aussage dieses Wissenssystems zu verstehen, sind Hürden zu überwinden.

Huna bedeutet soviel wie Wissen, auch Geheimnis, und der Hüter des Wissens oder Geheimnisses ist der *Kahuna*.

Die von viel Gewalt begleitete Begegnung der ursprünglichen mit der europäischen Kultur hat tiefe Spuren hinterlassen. Dabei ist von den Europäern viel Unrecht und Gewalt ausgegangen. Es kann jedoch nicht übersehen werden, daß die älteren Kulturen des gesamten pazifischen Raumes auch Gewaltverhältnisse kannten. Für Wandel und Modernisierung waren sie durchaus offen.

Der für die Erforschung der Huna-Medizin wichtigste Forscher war Max F. Long, der 1917 als Lehrer nach Hawaii kam. Seine Haupttätigkeit war 50 Jahre lang die Entschlüsselung und Erforschung dieses alten Wissenssystems. Er konnte dabei auf 40 Jahre Forschung des damaligen Kurators des berühmten Bishop-Museums in Honolulu Dr. William T. Brigham aufbauen. Schon zu Brighams Zeit des Wechsels vom 19. zum 20. Jahrhundert waren die Kahunas kaum noch öffentlich wirksam.

Über die Huna-Medizin liegen auch auf deutsch gute und umfassende Einführungen vor, so daß eine vertiefte Beschäftigung an dieser Stelle nicht notwendig ist. Die Erforschung des Wissenssystems der Huna ging von der Sprache der Kahunas aus. Genau wie der Häuptlingshof, verfügten auch die Kahunas über eine eigene Sprache. Max Long konnte zeigen, daß Verwandtschaftsverhältnisse in Wissens- und Sprachgebrauch zwischen Nordafrika über Madagaskar, Indien bis nach Polynesien und Hawaii reichen. Das hawaiianische Wort *Kahuna* heißt beispielsweise in der Berbersprache des Atlasgebirges (in Marokko) *Quahuna*, die weibliche Kahuna heißt *Kahuna wahini* in Hawaii und in Afrika *Quahuna quahini*. Diese Ergebnisse werden von der Ethnologie und Anthropologie gestützt, die von den Polynesiern als Menschen mit europäischen Merkmalen spricht. Die »europäischen« Menschen leben zwischen Nordafrika und dem Ural, sie bilden eine vielfältige Mischung aus Kulturen und Ethnien.

Das Modell der Huna-Medizin ist komplex. Es kennt, wie die Modelle der asiatischen Heilkünste, einen Energiebegriff, der *mana* genannt wird. Das mana wird in drei Spannungen geteilt, die niedrige Vitalkraft, die entlang der sogenannten Akafäden im Körper und aus dem Körper fließt. Akafäden gleichen dem weiterentwickelten Modell der Meridiane oder den Astralschnüren, die Verbindungen zwischen lebenden Wesen bezeichnen. Diese niedrige Energie kann als Magnetismus auftreten und auch gespeichert werden. Die nächsthöhere Vitalkraft ist die des Willens, die vom Gehirn ausgeht und sich, modern gesagt, im Elektroenzephalogramm (EEG) zeigt. Willen, Gedanken, Hypnose gehören in diesen Bereich. Die Vitalkraft mit der höchsten Spannung wird von den Kahunas als Überbewußtsein bezeichnet. Kahunas verwendeten sie, um zu heilen oder weitreichende Erkenntnisse zu gewinnen.

Der Mensch selbst teilt sich in drei Geistwesen. Das Unterbewußtsein (Unihipili), das Bewußtsein (Uhane) und das Überbewußtsein (Aumakua). Der physische Körper heißt *Kino*. Zu jeder einzelnen Ebene des Menschen existiert ein »Schattenkörper«, der ein schwaches Abbild des jeweiligen Selbst ist. So fremd diese Darstellung auf den ersten Blick erscheinen mag, wird sie bei näherer Betrachtung und einer Überprüfung durch die Ergebnisse der fortgeschrittenen biochemischen und psychoanalytischen Forschungen bestätigt, etwa von Lynn Margulis, Candace Pert, Ervin Laszlo, Marshall McLuhan und Roger Penrose.

Die zweite Ankunft der Europäer in Polynesien

In seinem Buch *The Secret Science Behind Miracles* aus dem Jahr 1965 beschreibt Max F. Long, welche Rolle die obere Klasse spielte und wie sie die Ankunft der Weißen vorbereitete. Er stützt sich dabei auf Berichte der christlichen Priester der ersten Stunde, die ein recht gutes Bild von der Situation gaben. Brigham und Long standen zeitlich wohl noch nahe genug, um ein gutes Bild von der alten hawaiianischen Gesellschaft zu erhalten.

Der oberste Kahuna unter dem letzten König Hawaiis war *Hewahewa.* Sein Vorgänger, König *Kamehameha,* war ein konservativer Mann, der die Insel streng führte. Nach seinem Tod versuchte Hewahewa die Zukunft zu ergründen. Um eine Vorstellung von der Methode zu erhalten, sei eine vergleichbare zeitgenössische Methode in Unternehmen erwähnt: die Szenariotechnik. Es fehlt den modernen Menschen in den Unternehmen oft die fundierte und breite Ausbildung eines Kahuna am Hofe eines Herrschers, die Botanik, Managementtechniken, Hofetikette, geistige und spirituelle Fähigkeiten, Medizin usw. umfaßte.

Mit seiner breiten weltlichen und geistlichen Ausbildung sowie seinen spirituellen Kräften entwickelte Hewahewa ein Bild über das Eintreffen der Weißen. Es zeigte eine nahe Zeit, in der Menschen mit moderneren und effektiveren Denkmethoden sowie besserer Technik kommen würden, von einem Gott berichtend, der große Heilkraft habe.

Hewahewa zerstörte noch vor der Ankunft der Europäer alle Tempelanlagen. So konnte er sehr schnell und gut vorbereitet mit ihnen kooperieren, nachdem sie eingetroffen waren. Nur stellte er bald fest, daß seine Voraussagen nicht vollständig eingetreten waren, da die Heilkraft und Effektivität der Neuankömmlinge bei weitem nicht so umfassend und klug waren, wie er anfangs gedacht hatte. Die neuen Herrscher festigten ihre Macht und verfolgten die Kahunas. Die Missionare verklärten die Verbrechen mit biblischen Texten; die Kahunas gingen in den Untergrund, verschwanden so vollständig, als seien sie ausgerottet.

Dieser kurze Bericht soll deutlich machen, daß Kahunas keine verbohrten, primitiven Steinzeitheiler waren, sondern über Fähigkeiten verfügten, die in den modernen Gesellschaften so händeringend gesucht werden: Sie waren hochgebildet und dadurch in der Lage, schnell und sehr umfassend eine radikale Veränderung herbeizuführen. Es sei daran erinnert, daß *radikal* von dem lateinischen *radix*, die Wurzel, stammt. Und radikale Veränderungen verhindern moderne Steinzeitmanager und -politiker im alten Europa effektiv.

Eine grundlegende Veränderung ist auch schmerzhaft, wie wir seit 1989 in den politischen Landschaften beobachten und spüren können: Vom Zusammenbruch der sozialistischen Länder bis zum Zusammenbruch der Sozialsysteme der kapitalistischen Länder gehen alle großen Veränderungen auch in den »modernen« Gesellschaften mit großem Widerstand der Bevölkerung einher, der mentalitätsbedingt ist.

Zur Ausbildung der Heiler gehörten das Kennenlernen von Pflanzen, die die Sinne öffnen. Nicht erst seit den Büchern von Carlos Castaneda ist dies bekannt. Noni ist aber kein Rauschmittel, Noni ist eine ausgleichende, alle Sinne öffnende und energiespendende Pflanze, die Kraft für Wandel und Heilung gibt.

Neuentdeckung von Noni

Noni ist eine moderne Pflanze, da sie auf die Probleme und Krankheiten der Moderne wirken kann, wie Streß, Umweltgifte, freie Radikale, hohe Leistungsanforderungen, eine immer älter werdende Gesellschaft, hohe Mobilität und unkontrollierter Gebrauch von erlaubten Drogen. Die unerlaubten sind zwar auch ein Problem, jedoch ein zahlenmäßig geringeres als Tabletten, Alkohol und Nikotin.

Es ist an der Zeit, Noni zu entdecken und für einen modernen Einsatz weiterzuentwickeln.

Tabelle der Inhaltsstoffe	
Inhaltsstoffe der Noni-Frucht *(unreif, reif, verrottet)*	
1 Ethylthiomethyl-Benzol	20 Benzylalkohol
2 1-Butanol	21 Buttersäure
3 1-Hexanol	22 Caroten
4 2,5-Undecadien-1-ol	23 Decansäure
5 2-Heptanon	24 Eisen
6 2-Methyl-2-butenyldecanoat	25 Elaidsäure
7 2-Methyl-2-butenylhexanoat	26 Essigsäure
8 2-Methylbuttersäure	27 Ethyldecanoat
9 2-Methylpropansäure	28 Ethylhexanoat
10 3-Hydroxy-2-butanon	29 Ethyloctanoat
11 3-Methyl-2-buten-1-ol	30 Ethylpalmitat
12 3-Methyl-3-buten-1-ol	31 Eugenol
13 3-Methylthiopropionsäure	32 Glucose
14 6-Dodecan-gamma-lacton	33 Heptansäure
15 8,11,14-Eicosatriensäure	34 Hexadecan
16 Alizarin	35 Hexanamid
17 Alizarin-Alpha-Methyl-Ester	36 Hexancarbonsäure
18 Asperulosid	37 Hexandicarbonsäure
19 Benzoesäure	38 Hexylhexanoat

39 Isobuttersäure	58 Morindon
40 Isocapronsäure	59 Myristin
41 Isovaleriansäure	60 Natrium
42 Kalzium	61 Nickel
43 Kalium	62 n-Buttersäure
44 Kupfer	63 Nonansäure
45 Laurinsäure	64 n-Valeriansäure
46 Limonen	65 Octansäure
47 Linolsäure	66 Octodecensäure
48 Magnesium	67 Ölsäure
49 Methyl-3-methylthio-propanat	68 Palmitinsäure
50 Methyldecanoat	69 Paraffin
51 Methylelaidat	70 Scopoletin
52 Methylhexanoat	71 Selen
53 Methyloctanoat	72 Terpene
54 Methyloleat	73 Undecansäure
55 Methylpalmitat	74 Vitamin-B-Gruppe
56 Molybdän	75 Vitamin C
57 Morindadiol	76 Vomifoliol

Spezifische Inhaltsstoffe der Noni-Blätter

1 Alkaloide	6 Proteine
2 Anthrachinone	7 Resine
3 Caroten	8 Beta-Sitosterol
4 Glykoside	9 Ursolsäure
5 Phenolkörper	

Inhaltsstoffe der Noni-Wurzel bzw. Wurzelrinde

1 Alizarin-1-methyl-ether	19 Morindin
2 Anthragallol 1,2-dimethyl ether	20 Morindon
3 Anthrachinone	21 Nordamnacanthal
4 Asperulosid	22 Pentose
5 Kalzium	23 Phenolkörper
6 Damnacanthal	24 Phosphat
7 Zweiwertiges Eisen	25 Resin
8 Dreiwertiges Eisen	26 Rhamnose
9 Glukose	27 Rubiadin
10 Hexose	28 Rubiadin 1-methyl-ether
11 7-Hydroxy-8-methoxy-2-methylanthrachinon	29 Rubichlorsäure
	30 Soranjidiol
12 Lucidin	31 Natrium
13 Magnesium	32 Steroide
14 1-Methoxy-2-formyl-3-hydroxyanthrachinon	33 Trihydroxymethyl-anthrachinon-Mono-methylether
15 Morenon-1	
16 Morenon-2	34 Trioxymethyl-anthrachinon
17 Morindadiol	
18 Morindanigrin	35 Wachse

Bestandteile in Zellsuspensionskulturen

1 Alizarin	6 Damnacanthal
2 Campesterol	7 Lucidin
3 Campesterylglycosid	8 Lucidin-3-Primeverosid
4 Campesteryllinoloat	9 Morindon-6-beta-primeverosid
5 Campesteryllinolyl glysosid	

Inhaltsstoffe des Noni-Herzholzes oder der Rinde

1	Alizarin	7	Physicion
2	Alizarin-Alpha-Methyl-Ester	8	Physcion-8-O[(a-L-
3	Anthragallol 2,3-dimethyl ether		arabinopyranosyl(1-3)]{ß-
4	Caroten		D-galactopyranosyl(1-6)}
5	Damnacanthal		ß-D-galactopyranosid]
6	Morindon	9	Rubiadin-1-methyl ester

Spezifische, an Zucker gebundene (glykosidische) Inhaltsstoffe der Noni-Blüten

1 5,7-Acacetin-7-O-ß-glucopyranoside
2 5,7 Dimethyl-Apigenin-4-O-Beta-D(+)-Galactopyranosid
3 6,8-Dimethoxy-3-Methylanthrachinon-1-O-Beta-Rhamnosyl-Glucopyranosid
4 Acacetin-7-O-Beta-D(+)-Glucopyranosid
5 5,7-Dimethylapigenin-4'-O-ß-D(+)galactopyranoside
6 6,8-Dimethoxy-3-methylanthrachinon-1,-O-ß-rhamnosyl-glucopyranosid

Spezifische Inhaltsstoffe der Noni-Samen

1 Linolsäure
2 Ölsäure
3 Palmitinsäure
4 Ricinolsäure
5 Stearinsäure

Quellen: Dr. Dukes Phytochemische und Ethnobotanische
Datenbank und Anne Hirazumi: 1997

Forschungen zu Noni

Anfang der 90er Jahre erschienen vermehrt Forschungsberichte über Noni. Das Buch *La'au Hawaii, Traditional Uses of Plants* (Traditionelle Verwendungen von Pflanzen) von Prof. Dr. Isabella A. Abbott war für einige Forscher sehr anregend. Isabella Abbott ist emeritierte Professorin und Leiterin des botanischen Institutes an der Universität Hawaii in Manoa. Ihre Forschungsschwerpunkte sind neben der Fauna Hawaiis Ethnobotanik und die Erforschung von Algen. Schon einige Jahre im Ruhestand, lehrt und forscht sie noch heute, wie ihre aktuelle Publikationsliste im Internet belegt (http://www.botany.hawaii.edu/faculty/abbott/default.htm).

Sie hatte beobachtet, daß in Hawaii die Menschen bei Krankheiten vermehrt zu Mitteln griffen, die aus der *Morinda citrifolia* gewonnen wurden. Abbott wußte aus ihren Forschungen, daß Noni schon lange verwendet worden war. Ihr Bericht sagt aus, daß Noni gegenwärtig hauptsächlich bei Menstruationsproblemen, Arthritis, Magengeschwüren, Verstauchungen, Folgen mangelnder Ernährung, Krebs sowie allen Problemen, die aus Bluthochdruck resultieren, eingenommen wird. C. A. Ganal und Y. Hokama von der John A. Burns School of Medicine in Honolulu beziehen sich in ihrem Beitrag, der 1993 in der angesehenen Zeitschrift FASEB erschien, auf die Vorarbeiten von I. A. Abbott, um ihre eigene Forschungsarbeit einzuleiten.

Zwar gibt es schon Forschungsberichte über Noni, die bis in die 50er Jahre zurückreichen. Die vermehrte Forschungstätigkeit der letzten Jahre geht aber wohl auf die Wiederentdeckung der hohen Wirksamkeit von Noni zurück. Man könnte dies auch als Rückbesinnung der Menschen auf ihre Wurzeln beschreiben, die den Menschen mit seiner Umwelt verbinden: Ein gesundes Leben durch ausgewogenes Geben und Nehmen.*

Krebs

Zwischen 1992 und 1995 wurden auf jedem Kongreß der Amerikanischen Vereinigung für Krebsforschung (American Association for Cancer Research) Forschungsberichte beigetragen, die über die positiven Wirkungen der *Morinda citrifolia* in der Krebsbehandlung berichteten.

Als herausragende Arbeit wird die Arbeit der japanischen Forscher A. Hirazumi, E. Furusawa, S. C. Chou und Y. Hokama angesehen. Diese Gruppe hatte zeigen können, daß Mäuse, die unter einem (implantierten) so genannten Lewis-Lungenkrebs litten und mit Noni gefüttert wurden, 38 statt der 14 Tage der Kontrollgruppe überlebten, was eine 132 Prozent längere Lebensdauer bedeutet.

Anne Hirazumi schließt in ihrer Doktorarbeit, welche die Untersuchungen weiterführt, daß ein Zusammenhang zwischen der Hemmung des Tumorwachstums und einer Aktivierung des Immunsystems bestehen muß. Sie begründet dies mit einer gleichzeitig in einem anderen Labor gemachten Be-

---

* CA. Ganal, Y. Hokama: The Effect of Noni Fruit Extract (Morinda citrifolia, Indian Mulberry) an Thymocytes of BALB/c Mouse. FASEB, 1993; 7.

obachtung, daß die Effekte zweier Stoffe, welche die T-Zellen-
und Makrophagen-Aktivität des Immunsystems hemmen, unter Noni-Einfluss unwirksam gemacht wurden.

Die Hemmung führte jedoch nicht zu einer überschießenden
Aktivität des Immunsystems. Vielmehr trat ein »immunmo-
dulierender Mechanismus« auf. »Eine längere Überlebensdau-
er und eine Heilwirkung war festzustellen, wenn Noni-PPT
mit geringeren Dosen der Standard-Chemotherapie kombiniert wurden ..., was Noni-PPT als wichtige klinische Anwendung in der Krebstherapie empfiehlt, wobei es als ergän-
zendes Therapeutikum eingesetzt werden sollte.«

Die Forschungsgruppe um Dr. Umezawa und Dr. Hiramatsu
von der Keio-Universität in Japan isolierte 1993 *Damnacanthal*, von dem sie zeigen konnten, daß dies »ein neuer Hemmstoff für die *ras-Funktion*« ist. Sie hatten 500 Pflanzenextrakte
untersucht und Noni als die wirksamste Quelle identifiziert.
Die *ras-Funktion* beschreibt das Wirken des sogenannten
Krebs-Gens, das eine entscheidende Rolle in der Entwicklung
von Lungen-, Darm-, Magenkrebs und vielen Leukämiefor-
men spielt. Die Hemmung dieser *ras-Funktion* steuert die Vorstufen der Krebszellen so, daß sie sich wie eine normale Zelle
verhalten. Zu einer normalen Zellfunktion gehören neben der
Vielzahl von Aufgaben ihr Stoffwechsel und auch die Bereitschaft der Zelle, sofort zu sterben, wenn eine Fehlfunktion
auftritt. Die Balance zwischen Neubildung und Zelltod muß
ausgeglichen sein oder moduliert werden, so daß nie das Stadium des ungebremsten Wachstums erreicht wird. Diese Bereitschaft nennt man *Apoptose*, sie ist bei einer Krebszelle ver-
lorengegangen.

Dr. Salomon berichtet über Untersuchungen in amerikani-

schen Kliniken, die zeigten, daß Tumore bei Noni-Gaben teilweise regelrecht verhungerten, weil die Blutzufuhr in das Gewebe durch Noni eingeschränkt wurde.*

Stabilisierung des Immunsystems

A. Hirazumi beschreibt die Aktivität von Noni als eine »nicht
spezifische Immunreaktion«. Sie nennt die Wirkstoffgemein-
schaft Noni-PPT. Noni-PPT enthält unter anderem Polysac-
charide, Aminozucker, Proteine und Aminosäuren. Den Poly-
sacchariden schreibt sie zu, das Immunsystem nicht einfach
zu stimulieren, sondern eine regulierende und modulierende
(ausgleichende) Wirkung zu entfalten. Immunmodulierend
bedeutet, daß eine Stärkung des Immunsystems erreicht wird
ohne eine Überreaktion auszulösen. Für diese Wirkungen sind
eine Reihe von Botenstoffen und Hormonen in den Zellen und
im Blut verantwortlich.

Gamma-Interferon ist für die Aktivierung der Makrophagen
und anderer Killerzellen verantwortlich und stimuliert die
Cortisol-Produktion (siehe S. 185f.), welches als Hormon die
körpereigene Abwehr stärkt. Noni-Gaben führen zu einer ge-

---

* Induction of normal phenotypes in ras-transformed cells by damnacanthal from Morinda citrifolia. Cancer Lett. 1993 Sep 30; 73 (2–3):
161–6.
Anticancer activity of Morinda citrifolia (noni) on intraperitoneally
implanted Lewis lung carcinoma in syngeneic mice. Proc West Pharmacol Soc. 1994; 37:145–6.
Anne Y. Hirazumi: Antitumor Studies Of A Traditional Hawaiian Medicinal Plant, Morinda Citrifolia (Noni), In Vitro And In Vivo. A Dissertation of the Requirements for the Degree of Doctor of Philosophy
in Biomedical Science (Pharmacology) of University of Hawaii. Honolulu December 1997.

steigerten Produktion des Gamma-Interferons, so daß das Immunsystem sozusagen in eine aktive Abwehrhaltung geht.

Noni unterstützt auch die Produktion der Interleukine, welche die Immunabwehr wieder bremsen. Die Thymusaktivität wird unterstützt. Die vermehrte T-Zellen Produktion kann eine Vielzahl von Aufgaben erfüllen. T-Zellen heißen so, weil sie im Thymus ausgebildet werden. Sie erledigen entweder die Aufgabe, Angreifer zu identifizieren und zu vernichten, oder sie können als Hemmer die Immunabwehr wieder unterdrücken, und als Gedächtniszellen speichern sie die Eigenschaften des Angreifers so, daß sie bei einem erneuten Angriff das Immunsystem schneller wieder aktivieren können.

Weitere Forschungsarbeiten unterstützen das Resultat der Arbeiten von Hirazumi. Keine aber erläutert, warum Noni diese ausgezeichnete Wirkung entfaltet.*

* Young, Harry: Role of Intersteron Gamma in immune cell regulation. Journal of Experimental Medicine (1991) 174: 1549–1555.

Bogdan, E. et al: Macrophage deactivation by Interstencin 10. Journal of Leucocyte Biology (1995) 58: 373–381.

Effect of okadaic acid and noni fuit extract in the synthesis of tumor necrosis factor alpha by periphetal blood mononuclear cells in vitro. Proceedings of the international Symposium of Ciguetera and Marine Natural Products (1994) 197–205.

Immunomodulation contributes to the anticancer activity of morinda citrifolia (noni) fruit juice. Proc West Pharmacol Soc. 39 (1996) 7–9.

Stimulation of ultraviolet-induced apoptosis of human fibroblast UVr-1 cells by tyrosine kinase inhibitors. FEBS Lett. 444 (2–3) (1999 Feb 12) 173–176.

Eine allgemeine Diskussion in: Einfluß von Aminosäuren, Proteinen und Fettsäuren auf die Immunmodulation und Signalreduktion. Akt. Ernähr.-Med. 24 (1999) 149–155.

Schmerzbekämpfung

Dr. Salomon berichtet von einer Studie der Universität Metz in Frankreich, in der Noni eine schmerzstillende Wirkung von 75 Prozent des Morphinsulfats erreichte, ohne jedoch süchtig zu machen.

Die Forschergruppe um Chafique Younos konnte diese Wirkung im Labor an Mäusen zeigen. Die schmerzstillende Wirkung wurde durch den Opiumgegenspieler Nalaxone aufgehoben, was zeigt, daß Noni über den Opiatrezeptoren beteiligt ist und über eine starke schmerzstillende Kraft verfügt. Zugleich zeigten sich angstlösende und beruhigende Effekte.*

Bluthochdruck

Schon 1955 konnte in einer Studie mit 58 Hochdruckpatienten in Vietnam gezeigt werden, daß mit Noni bei 47 Patienten (über 80 Prozent) der Bluthochdruck nennenswert sank. Die Neigung zu Blutungen aus der Nase, am After (Hämorrhoiden), im Darm usw. gingen zurück.

I. Abbott führt die blutdrucksenkende Wirkung unter anderem auf Scopoletin (siehe S. 98) zurück. Weitere Studien an Tieren bestätigten die blutdrucksenkende Wirkung von Noni.**

---

* Analgesic and behavioural effects of Morinda citrifolia. Planta Med. 56, Nr. 5 (Okt. 1990) 430–434.
** Youngken, H. W.: A study of the root of Morinda citrifolia Linne I. Journal of the American Pharmaceutical Association 47 (1958) 162–165.
   Youngken, H. W., Jenkins, H.-J., Butter, C. L.: Studies on Morinda citrifolia Linne I. Journal of the American Pharmaceutical Association 49, 5 (1960) 271–273.
   Moorthy, N. K., Reddy G. S.: Preliminary phytochemical and pharmacological Study of Morinda citrifolia Linne I. The Antiseptic 63 (1970) 167–171.

Infektionen, Parasiten

In einer Untersuchung konnte gezeigt werden, daß die Wirkungsgemeinschaft der Anthrachinone und anderer Stoffe in Noni Nematodenwürmer (Bandwürmer im Darm) innerhalb eines Tages erst lähmen und dann töten.*

Keimtötende Wirkungen

Die keimtötende Wirkung von Noni konnte in verschiedenen Studien seit 1950 nachgewiesen werden. Besonders wirksam zeigte sich die reife Frucht auf Salmonella typhosa und Shigella paradysenteriae BH; als wirksam erwies sie sich gegen Staphylococcus aureus, Escherichia coli, Pseudomonas aeruginosa, Salmonella montevideo, Shigella paradysenteriae III-Z. Die unreifen Früchte zeigten eine weniger starke Wirkung. Samen, Blätter und Holz haben antibakterielle und fungizide (gegen Pilze) Wirkungen auf E. Coli, S. Aureus und Mycobacterium phlei.

In verschiedenen Studien wurde gezeigt, daß die Zubereitung von Noni entscheidend die Wirksamkeit beeinflußt. Dieses Ergebnis verweist darauf, daß für einen gezielten Einsatz von Noni noch weitere Forschungsarbeiten notwendig sind.**

---

* Screening of indigenous plants for antihelmintic action against human Ascaris lumbricoides: Part-II. Indian J Physiol Pharmacol. 19 (Jan.-März 1975)

** Bushnell, O. A. et. al.: The antibacterial properties of some plants found in Hawaii. Pacific Science 4 (1950) 167–193.
Levand, O.: Some Chemical Constituents of Morinda citrifolia Linne I (Noni). Doktorarbeit (1963) University of Hawaii.
Leach et.al.: Antibacterial activity of some medicinal plants of Papua New Guinea. Science in New Guinea (1988) 1–7.

Antiviren und AIDS

Eine japanische Gruppe konnte ein Anthrachinon in Noni identifizieren, das die zellzerstörenden Wirkungen des Aidsvirus (HIV) in den befallenen Zellen hemmt. Der normale Zellstoffwechsel und das Zellwachstum wurden nicht beeinflußt. Die Überlebensrate der Zelle wurde verlängert.*

Depressionen und Migräne: Serotonin

Im Rahmen einer Diplomarbeit an der Universität Hawaii konnte an Ratten gezeigt werden, daß Noni einen Effekt an den Serotonin-Rezeptoren auslöst. Dr. Salomon meint, daß Noni unter allen Rubiaceen die beste Wirkung zeigt, Serotonin zu binden. Serotonin löst Depressionen und wirkt gegen Migräne.**

Die Aktivierung des inneren Heilers

Sicher ist es noch zu früh, die Wirkungen und ausgelösten Verbesserungen von Noni umfassend zu verstehen. Auch stellt diese Übersicht nur einen kleinen Ausschnitt aus den weltweit vorliegenden Forschungsarbeiten dar.

Anne Hirazumi schließt ihre Doktorarbeit: »Obwohl das uralte medizinische Wissen über die Noni-Pflanze seit etwa 2000 Jahren in der Welt bekannt ist, bleiben die Wirkungen dieser Pflanze in den meisten Bereichen ein Mysterium.«

---

* Umezawa, K. et. al.: Isolation of 1-methoxy-2-formyl-3-hydroxyanthraquinone from Morinda citrifolia and neoplasm inhibitors containing the same. Japan Kokai Tokkyo Koho (März 1994).
** Sim, H.: The isolation and characterization of a fluorescent compound from the fruit of Morinda citrifolia (Noni): Studies on the 5-HAT-receptor system. Masterthesis (1993) University of Hawaii.

Die Zusammensetzung von Noni wirkt

- auf der Ebene der Zelle. Es unterstützt die Zellen, ihre normalen Funktionen auszuüben. Die Mechanismen unterstützen auch die Eiweißsynthese und Regenerationsfähigkeit.
- in den Zellen, indem sie die zelltötenden Eigenschaften von Viren hemmt.
- in den Zellen, indem sie cancerogene (Krebs-) Zellen so beeinflußt, daß sie wieder ihre normale Zellfunktion aufnehmen.
- im Organismus, indem sie gegen Keime (Bakterien, Hefe und Pilze) wirkt. Die Wirksamkeit ist hoch, nicht antibiotisch, denn die symbiotischen (guten) Keime werden nur wenig beeinflußt. Damit stärkt es wohl auch die Verdauung und die gesamte Darmfunktion.
- auf das Immunsystem, indem es eine »nicht-spezifische« Immunreaktion auslöst und das Immunsystem so reguliert, daß es optimal arbeitet.
- auf das Gefühlsleben, indem es die Wach-Schlaf-Zyklen, Gefühlsschwankungen und Depressionen reguliert.
- auf das Herz-Kreislauf-System, indem es blutdrucksenkende und tonisierende (stärkende) Wirkungen auslöst.
- gegen Entzündungen, rheumatische Erkrankungen und Allergien.
- gegen Schmerzen. Es zeigt gleiche Eigenschaften wie Opium, ohne dessen Nebenwirkungen (Sucht usw.).
- als Ernährungs-, Aufbau- und Stärkungsmittel.

Noni bewirkt, daß der innere Heiler die Kraft und Möglichkeit erhält, seine wohltuende Wirkung zu entfalten.

Das Gleichgewicht zwischen Körper, Seele und Geist

Es besteht eine unauflösliche Verbindung zwischen dem Körper, dem Gefühlsleben und dem Denken. Anders ausgedrückt, Biochemie, Psyche und Geist bilden eine Einheit. Für spirituelle und religiöse Menschen möchte ich ausdrücklich betonen, daß diese Einheit in keiner Weise Fragen des Göttlichen (das Numinose) berührt. Diese Einheit bezieht sich auf die Einsicht der neuen, biochemischen Medizin und der traditionellen Heilkunden. Die biochemische Medizin spricht von »Molekülen der Gefühle – Warum du fühlst, wie du fühlst«. Das Englische ist da genauer, die amerikanische Biochemikerin Prof. Dr. Candace Pert spricht von *Molecules of Emotion*. Sie drückt damit aus, daß unsere Emotionen biochemisch gesteuert sind. Sehr genau wußten dies Mönche und Fakire, Schamanen und Heilkundige, die in Trancen und Meditationen tiefe körperliche Prozesse beeinflußten. Ihre Einsichten sind in diesem Bereich hochmodern.

Eine Medizin ist dann modern, wenn sie in der Lage ist, den Menschen schnell und mit gutem Erfolg in seinem Heilungsprozeß so zu begleiten und zu unterstützen, daß er wieder gesunden kann. Gesundheit bedeutet nicht »Abwesenheit von Krankheit«. Gesundheit ist die Fähigkeit, das eigene Leben verantwortlich zu führen – diese Definition bezieht unterschiedliche Lebensentwürfe ein. Die Definition der Weltgesundheitsorganisation (WHO) geht von dem Vorliegen völligen geistigen, seelischen und sozialen Wohlbefindens aus*, was als Bestandteil und Ziel einer verantwortlichen Lebensführung verstanden werden sollte.

Jeder Mensch hat Belastungen aus der Familie und im Beruf, kommt in Gefahrensituationen, wird von Keimen und Parasiten gepeinigt usw. Wenn man die Fähigkeit, Gefährdungen und Krisen als Aufgabe zu erkennen, daran zu wachsen und sie zu überwinden, als Bestandteil einer Bestimmung von Gesundheit und Krankheit versteht, sind darin alle Lebensgestaltungen einbezogen. Die Wirklichkeit eines von Geburt an blinden Menschen ist eine andere als die eines Menschen mit Glasknochen (Osteogenesis imperfercta)**. Eine Vergewaltigung und das Schicksal als Flüchtling wirken wie Eingriffe in den Körper, wurzeln aber im Geist der Kultur und zielen auf die Seele. Heilende Erfahrungen wie eine Wallfahrt nach Lourdes ist mit dieser Definition genauso anerkannt, wie die nach Mekka oder das Praktizieren von Transzendentaler Meditation.

Jede Lebensgestaltung, die dem Gedanken des Wachstums und der Entwicklung folgt, baut auf den Werten der Liebe, des Vertrauens, der Toleranz und des verantwortlichen, eingreifenden Handelns, das die deutsche Philosophin Hannah Ah-

---

* Der Begriff Wohlbefinden ist doppelgesichtig, janusköpfig: Wohlbefinden kann zu einem Gesundheitssystem führen, welches alle Bedürfnisse erfüllt, einem Gesundheitssystem, das den Patienten entmündigt, indem es ihn als zu versorgendes Kind versteht. Das andere Gesicht ist das Wohlbefinden, das jeder Einzelne sich erarbeitet, und dessen Gewinn selbst verantwortet wird.

** An dieser Stelle sei an den Jazzpianisten Michel Petrucciani erinnert, den kleinen Mann mit dem großen Herzen und wunderbaren Händen, der an der Glasknochenkrankheit litt.

rendt als aktives Leben *(vita activa)* beschrieb. Jede Weltvorstellung lehrt diese Werte, ob sie nun christlich, jüdisch, islamisch heißen mag.

Biochemie und Verantwortung

Diese einleitenden Gedanken sind an dieser Stelle notwendig, wenn man über naturwissenschaftliche Grundlagen von Gesundheit und Krankheit oder der Biochemie von Noni nachdenken will. Denn die Vorstellungen, daß die chemischen Reaktionen »naturgesetzlich« seien, ist weit verbreitet. Naturgesetz wird aber oftmals mit *unveränderbar* gleichgesetzt. Dies gibt Raum für völlig unscharfe, teilweise unsinnige Modelle über Heilung und Verantwortung.

Die Vorstellung eines Naturgesetzes, das sich in einer unveränderbaren Reaktionskette ausdrückt, ist dann falsch, wenn man über lebende Organismen spricht. Denn jedes lebende Wesen (Tier und Pflanze, Einzeller und Vielzeller) kann gestaltend die eigene Umwelt formen und sich umformend weiterentwickeln, wenn neue Herausforderungen aus der Umwelt dies erfordern. Dies ist die Grundlage der Evolution, der Entwicklung einer Gattung (Spezies) und der individuellen Reifung. Die Wissenschaften sprechen von Phylogenese, wenn sie die Entwicklung der Art meinen, und von Ontogenese, wenn die Entwicklung des Individuums beschrieben wird. Diese Fähigkeit ist die Grundlage jeden Lernens.

Es leuchtet sofort ein, daß die Möglichkeiten der Veränderung eines Organismus in einem potentiell maximal 120 Jahre dauernden Menschenleben nicht so groß sind, wie in der Entwicklung der Gattung *homo sapiens sapiens* über zirka 250 000 Jahre und der Evolution des *homo* von seinem ersten

Auftreten als *Australopithecus* vor zirka 3,5 Millionen Jahren bis heute.

Und doch verfügen Menschen über eine wunderbare Gabe, Veränderungen innerhalb eines Lebens herbeizuführen, die ansonsten nur in sehr viel längeren Zeiträumen möglich erscheinen. Der Geist ist eine Gabe, die erlaubt, grundlegende Gestaltung und Entwicklung zu erreichen. Geist zu haben, bedeutet, über die Fähigkeit zu verfügen, ein Ziel zu erkennen, Handlungswege zu entwerfen, sie umzusetzen, und sich dann der Erfahrungen zu erinnern und aus ihnen zu lernen und sie lehrend weiterzuentwickeln, zu optimieren – und dies alles in Liebe, gleichgültig oder mit Haß zu tun.

Ein gutes Allgemeinbefinden, Ausgeglichenheit sowie ein glückliches Gefühl sind Voraussetzung für einen denkenden Verstand, den menschlichen Geist und ein gesundes Leben.

Die Tabuthemen Geist, Energie und Heilung

Die Medizin wird immer wieder überrascht von sogenannten Spontan- und Wunderheilungen. Sogenannte Geistheiler erreichen Heilungen auch dann, wenn die naturwissenschaftliche Medizin schon aufgegeben hat oder nicht einmal versteht, was Grund und Zusammenhang der Erkrankung ist. Geistheiler sind Heilkundige mit sehr langer Ausbildung, die ihre geistigen, sinnlichen, psychischen und körperlichen Fähigkeiten geschärft und ausgebildet haben.*

Spontanheilungen von Krebserkrankungen können eintre-

---

* Ich betone nochmals, daß damit ein Idealbild gezeichnet wird, da es zu allen Zeiten nur wenige gut Ausgebildete und moralisch Reife, viele Alltagstaugliche, aber auch immer zu viele Scharlatane und Gierhälse gab und gibt.

ten ein, wenn der betroffene Mensch eine Einstellungsänderung vornimmt und eine wild wachsende Pflanze wie Noni zur Unterstützung einnimmt. Solche Pflanzen verfügen über eine Stoffgemeinschaft, die den Organismus unterstützen und damit fundamental in die Biochemie eingreifen, also Körper und Seele, Organismus und Emotionen beeinflussen.

Tabuthema Geist

Ein Problem über diese Ereignisse zu reden, liegt darin begründet, daß die Worte Geist, Energie und Psyche sehr belastet sind. Wer diese Worte »falsch« gebraucht, läuft Gefahr, daß nicht zugehört wird. Letztlich kann es durchaus passieren, daß man mit dem Tod bedroht wird, was in jüngster Zeit der Schriftsteller Salman Rushdie erfahren mußte und in der europäischen Vergangenheit Tausende von heilenden Frauen erlitten – die Mechanismen des Schweigens in den modernen Gesellschaften sind subtiler, auch effektiver geworden.

Geist, Energie und Heilung werden von den Wissenschaften nicht angemessen erforscht. Es sind bis heute Tabuthemen, weil sie nicht wissenschaftlich meßbar sind. Andererseits liegt in ihnen auch die größte Sehnsucht des Menschen nach Sicherheit, Gesundheit und Geliebt- und Anerkannt-Werden. Respekt und klarer Emotio-Verstand sind die Voraussetzung, neue Wege zu gehen, in Erforschung und Gestaltung der Welt.

Die Fähigkeit zu heilen, Energie zu geben und den eigenen Verstand zu schärfen, ist jedem zugänglich, der die Verantwortung für das eigene Leben übernimmt. Alle notwendigen Anlagen liegen in jedem Menschen vollständig vor. Die geistige Kraft, das seelische Gleichgewicht und die körperliche Beweglichkeit werden als ganzer Organismus gesteuert. Die

Biochemie hat hierbei eine wichtige, mehr noch, zentrale Stellung, da biochemische Regelkreise die Versorgung und Entsorgung des Organismus mit Informationen steuern. *Informations*bausteine sind Sinneseindrücke, Sauerstoff und andere Schwebstoffe sowie die Nahrungsbausteine, die aufgenommen werden. Anders ausgedrückt: Menschen nehmen Informationen auf, wenn sie essen.

Das Bild ist klar: Der Organismus ist eine komplexe Einheit, welche von außen Sinneseindrücke und Energie zuführt und Abfallstoffe ausscheidet, der von den Emotionen schnell gesteuert wird* und bei den höheren Säugetieren bis zum Menschen eine über die Emotionen herausreichende Fähigkeit entfaltet: den erkennenden und handelnden Geist oder Verstand. Jede der drei Ebenen kann die andere beeinflussen. Der Geist wirkt auf den Körper und die Seele, die Seele auf Geist und Körper, der Körper auf Geist und Seele. Die Steuerungsmechanismen und Vernetzungen sind biochemisch wie auch energetisch und geistig.

Komplexes Thema Biochemie

Ein zweites Problem liegt in der Komplexität der Biochemie. Geistige und gefühlte Ereignisse und Vorgänge lösen unvorstellbar vielfältige Ereignisse aus, die nicht beschreibbar sind. 60 Billionen Körperzellen mit Tausenden Verknüpfungen gesteuert von Abertausenden Molekülen, Atomen und elektrischen Potentialen – eine unvorstellbare Zahl an möglichen Er-

---

* Wie schnell dies funktioniert, kann man sich anhand der schrecklichen Ereignisse in den Sportstadien der letzten Jahre vorstellen, wo Menschen einfach totgetrampelt wurden oder in den Kriegen, in denen Menschen erschlagen wurden.

eignissen. Gesteuert wird dieser Komplex von wenigen Zentren aus. Jedoch darf man sich dies nicht als strenge Hierarchie vorstellen. Vielmehr werden viele Entscheidungen »vor Ort« getroffen, um möglichst effizient und effektiv zu wirken. Effizienz bedeutet unter Einsatz möglichst weniger Ressourcen einen Prozeß zu gestalten: Um eine schwere Erkrankung, wie einen Krebs, zu überwinden, möchte ich wenig Chemotherapeutika erhalten und schnell gesunden. Effektivität drückt das Erreichen des Zieles in möglichst kurzer Zeit aus, das heißt der hohe Einsatz von Chemotherapeutika verkürzt vielleicht den Zeitraum bis zum Stillstand des Tumorwachstums und seiner Rückbildung. Die Nebenwirkungen aber sind hoch.

Es liegen Welten zwischen den beiden Ansichten über den Organismus: Die Chemotherapie baut auf einer gezielten Vergiftung von Zellen auf, eine biochemische Steuerung im Organismus zielt auf das Herstellen des Gleichgewichts zwischen den drei Ebenen.

Kreisläufe erhalten das Gleichgewicht

Die Kunst des Lebens besteht darin, die eigene Mitte zu finden und diese bis in den Tod auszubalancieren, einen Sinn zu finden. Diese philosophische Formulierung besitzt ihre Entsprechung in den Regelkreisen der Biochemie. Einfache Regelkreise jedoch würden weder wachsen noch in der Lage sein, Neues zu erzeugen.

Es sind wachsende, kybernetische Reaktionen, die in Ketten ablaufen, und entweder beschleunigt oder gehemmt werden. Diese Reaktionsketten gleichen fast einer Schraube, die in sich selbst zurückgekoppelt ist. Denn einerseits drehen sie wie eine Schraube einen Wachstumsprozeß »nach oben« und zugleich wird dieser Prozeß durch davorliegende Prozesse gesteuert, das heißt beschleunigt oder gehemmt.

Man nennt diese Regelkreise daher Hyperzyklen, ein Begriff, den der deutsche Nobelpreisträger Manfred Eigen prägte. Wer in diese Zyklen ihrer Natur gemäß eingreift, kann mit geringen Mitteln große Wirkungen erzeugen. Ein Gedanke, den die Naturmedizin und Homöopathie aus Erfahrungen aufgenommen hat, und der in der Quantenmedizin weiterentwickelt wird.

Noni setzt in frappierend sanfter Weise an diesen Zyklen an, indem es die Produktion bestimmter Stoffe und die Hemmung anderer unterstützt. Es fördert die Produktion verschiedener Interleukine, des Tumor-Nekrose-Faktors und von gamma-Interferon.

Informationsstoffe: Hormone, Neurotransmitter und Zytokine

Schnelligkeit und Zuverlässigkeit der Informationsübermittlung sind unabdingbare Voraussetzung für die richtige Funktion aller Organe und Zellen. Dazu gibt es drei Arten von Boten, die diese Aufgabe übernehmen. Zuverlässige Informationsübermittlung erfolgt am besten »schriftlich«. Diese genaue Informationsübermittlung übernehmen die *Hormone*.

Nervensignale dagegen sind weniger genau, aber sehr schnell – sie gleichen eher einem Leuchtsignal von einem Schiff zum anderen, das schneller, aber weniger genau als der Bote im Ruderboot ist. Sie werden von *Neurotransmittern* und elektrischen Reizen übertragen.

In den letzten Jahren sind die *Zytokine* zunehmend in den Mittelpunkt des Interesses gerückt. Zytokine steuern die

Kommunikation zwischen und in den Zellen und sorgen für schnelle Reaktionen. Sie sind wichtige Abwehrstoffe gegen Tumorzellen und Viren. Bei Autoimmunkrankheiten, Krebserkrankungen und Entzündungen fand man außergewöhnlich hohe Konzentrationen von Zytokinen.

Gefühls- und Denksystem (Zentrales Nervensystem), das endokrine System (Hormonproduktion) und das Nervensystem werden durch die Hormone, Neurotransmitter und Zytokine hochkomplex und ungeheuer eng miteinander vernetzt. Jede Ebene tritt je nach Anforderung in Aktion und sofort wieder in den Hintergrund, wenn seine Aufgabe erfüllt ist. Für diese Stimulationen und Hemmungen (Supprimierung, Inhibierung) sind wieder eigene Zyklen verantwortlich.

Wenn der Organismus das eigene Gleichgewicht nicht mehr herstellen kann, da das Immunsystem ständig belastet ist – man spricht von einer »nicht mehr kompensierbaren Verschiebung der Immunhomöostase« –, dann werden die Entscheidungen immer stärker von zentralen Einheiten auf die zellulare Ebene verlagert oder übergeordnete Zyklen übernehmen die Steuerung neu.

Man nimmt an, daß das Immunsystem vor allem durch die Hormone gesteuert und im Gleichgewicht gehalten wird, die Hormone das System modulieren. Der von Noni auch gesteuerte Neurotransmitter Serotonin ist ein weiteres Steuerungsinstrument.

Treten nun Streßfaktoren auf, ausgelöst beispielsweise durch Krankheiten oder Verlusterfahrungen, greifen die Zytokine auf Befehl der Hormone (Adrenalin usw.) in die Steuerung ein: Interleukine (IL) und Gammaglobulin sowie der Tumor-Nekrose-Faktor (TNF) steuern den Verlauf von Entzündungsprozessen, die sowohl körperlich, als auch seelisch und geistig verursacht sein können.

Entzündungen bedeuten Heilung, da Altes abgeräumt und Platz für Neues geschaffen wird. Und dieses gilt sowohl für Gewebe als auch für Gefühle und für Gedanken. Schmerz ist nach neuesten Erkenntnissen nicht nur ein Signal der entzündeten Stelle, sondern stellt einen Regulationsmechanismus dar, mit dem die Entzündung heruntergesteuert wird, indem bestimmte Abwehrzellen (Neutrophile) gebremst werden. Der Schmerz ist also Signal und Regulationsmechanismus. Der komplizierte Mechanismus eines entzündlichen Prozesses wird durch Schmerzmittel nur betäubt und entwickelt sich unter der Decke der Schmerzstillung weiter. Die bisher vorliegenden Hinweise über die kombinierte Heilwirkung/Schmerzstillung einer Pflanze wie Noni weisen darauf hin, daß die pflanzliche Wirkung die körpereigenen Prozesse unterstützt.

Man geht heute davon aus, daß es intensive Interaktionen zwischen dem Immunsystem, den Gefäßsystemen, den Nervenzentren vom Gehirn bis in den Darm sowie den psychischen Prozessen (Emotionen und Erinnerungen) bestehen. Genau an diesen Mechanismen setzen die traditionellen Heilkunden an, um Menschen in Heilprozesse zu geleiten. Die Quantenmedizin nimmt diese Tradition wieder auf, indem sie ein integriertes Verständnis des Heilungsprozesses zu entwickeln beginnt.

Noni

In Versuchen wurde gezeigt, daß Noni die Bildung der immunstimulierenden Zytokine Interleukin (IL) 1b, 12 und TNF-alpha fördert, die die Produktion der Makrophagen und anderer

Abwehrzellen anregen. Man hat im Labor bei IL1b beobachtet, daß es das Zellwachstum und die Metastasenbildung bei Krebs hemmt, besonders bei Lungenkrebs. Die Prozesse verschiedener Autoimmunkrankheiten wie Rheuma, Arthritis und bei Diabetes Typ 1 werden positiv beeinflußt. Die Krankheitsverläufe der akuten myeloischen Leukämie (AML) entwickelten sich besser. IL 12 aktiviert die Produktion der T- und der Killerzellen. Bei Tieren konnte eine hohe Wirksamkeit gegen Tumore und Metastasen beobachtet werden.

Das gamma-Interferon erhöht die zelltötenden Eigenschaften der Makrophagen bei Krebs und gegen Keime. Auch gamma-Interferon steuert dabei in komplizierten Kreisläufen, indem es bestimmte Zelltypen hemmt und andere fördert.

TNF-alpha wird eine Vielzahl von Wirkungen zugeschrieben, herausgehoben seien hier nur die Steuerung des Zelltodes (Apoptose), der für die Krebsheilung wichtig ist. Der Verlauf von Brustkrebs und Krebs an den Eierstöcken werden positiv beeinflußt. Kräfteverfall wie auch adiposes Gewebe (Übergewicht) werden moduliert.

IL 10 ist ein weiteres Zytokin, dessen Bildung durch Noni gefördert wird. IL 10 hemmt die Bildung bestimmter Makrophagen und Killerzellen. Seine Anwesenheit ist sozusagen ein Gegengewicht auf der Waage des Immunsystems. Man nimmt daher auch an, daß es chronische Entzündungsprozesse, auch bei Multipler Sklerose, Rheuma, Arthritis und bei Diabetes Typ 1, eindämmt.

Die Forschungen weisen dabei darauf hin, daß die »Informationsmanager« Zytokine und Enzyme eng miteinander kooperieren. Enzyme sind mitverantwortlich für die Energieproduktion.

Energieproduktion als notwendige Grundlage

Informationen fließen nur dann, wenn Energie zur Verfügung steht. Eine ausreichende und beständige Versorgung mit Energie ist für Leben unabdingbar, da alle großen Moleküle die Tendenz haben zu zerfallen. Leben, soweit es auf der Erde bekannt ist, besteht aus großen organischen* Molekülen, die, miteinander tanzend, sinnvolle Formationen bilden. Alle lebenden Organismen sind daher auf ständige Energiezufuhr angewiesen, die durch Sauerstoff, Nahrung und Wasser sichergestellt wird.

Enzyme

In der Quantenmedizin rückt die Enzymtherapie immer mehr in den Mittelpunkt. Ohne Enzyme wäre dieses Leben undenkbar, denn viele der Abertausenden Reaktionen im Körper werden von ihnen unterstützt. Enzyme sorgen dafür, daß diese Reaktionen mit weniger Energieeinsatz und bei niedrigeren Temperaturen ablaufen. Enzyme sind Proteine, die viele metabolische (ab- und aufbauende) Prozesse ermöglichen. Sie verwandeln Nahrungsstoffe in Energie, sind beteiligt bei der Reinigung und Reparatur von Zellen und steuern biochemische Zyklen.

Enzyme regulieren die Informationsstoffe, Hormone, Zytokine und Neurotransmitter. Wenn diese im Körper vagabundierten oder sich in zu hoher Konzentration sammelten, würden sie unschöne Nebenwirkungen verursachen. Die Enzyme sorgen bei noch viel mehr Stoffen dafür, daß sie ihre Aufgaben

---

* Kohlenstoff, Wasserstoff, Stickstoff, Sauerstoff sind die wichtigsten Bausteine organischer Moleküle.

erfüllen, indem sie sie aufspalten, seltener auch zusammensetzen. In Waschmitteln spalten Enzyme etwa die schmutzbindenden Fette.

Enzyme arbeiten sehr genau. Sie sind jedoch einseitige Spezialisten. Ein Enzym kennt nur einen Stoff. Der Biochemiker Professor Fischer nannte dieses Prinzip das »Schlüssel-Schloss-Prinzip«. Von den Tausenden im Körper wirkenden Enzymen sind bisher etwa 3000 bekannt, die man in sechs Klassen einteilt. Sie erledigen jeweils eine übergeordnete Spezialaufgabe, die man in folgenden Aufgaben zusammenfassen kann: Energiegewinnen, Verdauen, Umsortieren, Neuordnen, Aufspalten. Alle Enzyme stellt der Organismus selbst her.

Vitamine und Mineralstoffe und Co-Enzyme

Bestimmte Enzyme kann der menschliche Organismus nicht richtig einsetzen, dazu fehlen ihm Stoffe. Die fehlenden Stoffe müssen wir über die Nahrung aufnehmen. Und wenn die Stoffe nicht vorliegen, können die Enzyme nicht tätig werden. Die Rohstoffe, aus denen dann diese fehlenden »Barten des Schlüssels Enzym« gebildet werden, sind hauptsächlich Vitamine und Mineralstoffe. Diese sind in Noni reichlich vorhanden. Vor allem sind dies die Vitamine der B-Gruppe, K und C sowie Kupfer, Eisen, Nickel, Mangan, Molybdän, Zink, Selen, Magnesium, Natrium, Kalium und Kalzium.

Vitamin- und Mineralstoffmangel ist für viele Krankheiten verantwortlich.[*] Nicht der Mangel an Nahrung ist das Problem, sondern eine Unterversorgung mit wichtigen Vitami-

---

[*] Symposium »Bedeutung von Vitaminen in der Gesundheitsvorsorge« an der Universitätsklinik Frankfurt a. M. November 1999. http://www. lifescience.de/news/article/02173/index.html/ vom 15. 11. 1999.

nen und Mineralstoffen. Dies führt nach Ansicht der Mediziner unter anderem zu einer Zunahme der Herz-, Kreislauf- und Krebserkrankungen.

Auch Verhaltensauffälligkeiten bei Jugendlichen werden mit falscher Ernährung in Zusammenhang gebracht, Streß und mangelnde Konzentration bei Erwachsenen sowie bei Abwehrschwäche.

Vitamine sollte man dabei nicht isoliert einnehmen, da sie erst in Verbindung mit den sekundären Pflanzenstoffen (siehe dort S. 94) ihre volle Wirkung entfalten. Daher gilt der alte Rat nach wie vor, daß frisches Obst und Gemüse sowie frisch gepreßte Säfte die beste Darreichung darstellen. Die Forschung zeigt immer deutlicher, daß nicht einzelne Stoffe, sondern Stoffgemeinschaften optimale Wirkungen erzeugen.

Das Gleichgewicht bedarf der Kreisläufe

Die Kombinationen der Pflanzenwirkstoffe zu bestimmen ist schwierig, da sich die Inhaltsstoffe und ihr Verhältnis in der Pflanze ständig wandeln. Dies ist seit Jahrtausenden bekannt. Ein gutes Beispiel sind die alten Regeln, nach denen zu bestimmten Tageszeiten zu säen und zu ernten ist. Alle Lebewesen folgen den ihnen eigenen Zeiten, ihren Biorhythmen. Die neuen wissenschaftlichen Ansätze beginnen, alte Einsichten zu verstehen und zu bestätigen.

Ein Biorhythmus ist die »Eigenzeit« des jeweiligen Lebewesens. Die Eigenzeit stellt das kleine Universum eines Wesens dar: Jedes Lebewesen ist eine kleine eigene, sinnvolle Welt, die ihren jeweils eigenen Regeln und Zeiten folgt, die sich den »Naturgesetzen« unterordnen. Je komplexer das Lebewesen wird, desto mehr Freiheitsgrade erhält es, eigene Regeln zu erfinden – die Kreativität in der Evolution läßt viel Spielraum für solch komplexe lebende Wesen.

Allen ist gemeinsam, daß sie die Komplexität im Gleichgewicht halten, indem sie Prozesse in Kreisläufen organisieren, Extreme modulieren, Einzelstoffen klare und eindeutige Aufgaben zuweisen und die komplizierten Abläufe vom Molekül über die Zelle, das Organ bis zum Organismus genau gegliedert haben.

Mehr Freiheitsgrade zu haben ist nicht einfach. Die Freiheiten führen zu Konsequenzen, und sie erfordern klare Prinzipien in den Abläufen. Dies wird um so wichtiger, je mehr Entscheidungen bewußt gefällt werden. Die biochemischen Prinzipien sind klar gegliedert und verfügen über eine theoretisch unbegrenzte Zahl von Möglichkeiten zu entscheiden und sich anzupassen.

So werden Komplexität und Ergebnisse lebendig. Einheiten, die zwischen außen und innen unterscheiden und die sich selbst organisieren, nennt man *lebende Systeme*. Sie sind geschlossene Einheiten, die sich vermehren. Ihre Fähigkeit sich selbst zu organisieren, nennt man *Autopoiesis* (*auto* = selbst, *poiesis* = erschaffen). Sie nehmen Energie und Informationen auf und geben Stoffwechselprodukte wieder ab. Sie steuern sich selbst und entwickeln sich durch die Verarbeitung von (Kommunikations-) Prozessen weiter.

Systeme neigen dazu, unter Streß und Druck zu entgleisen, indem sie beispielsweise übersäuern oder zu heiß werden. Sie verfügen aber auch über die Fähigkeit, Entgleisungen selbsttätig wieder zu regeln. Und es existiert eine strenge Struktur, wie Kommunikation und Austausch geordnet sind, um das Gleichgewicht zu erhalten.

Was uns gesund hält

Inzwischen sind die Verbindungen zwischen dem Nerven-, Immun- und Hormonsystem nachgewiesen. Das Nervensystem umfaßt Gehirn, Rückenmark und die Nerven. Wichtige Bestandteile des Immunsystems sind die Mandeln, Thymus, Leber, Milz, Darm, Knochenmark und das Lymphsystem, das endokrine System (Hormonsystem), der Hypothalamus und die Hypophyse im Gehirn sowie Bauchspeicheldrüse, Nebennieren, Hoden und Eierstöcke.

Die alte Vorstellung von einem denkenden Gehirn, das alles steuert, der große Meister aller Dinge sozusagen, war naiv. Es ist ein Neuro-endokrin-Immunsystem, welches dem Menschen seine Freiheit gibt und ihn zugleich steuert.

Die Verbindung zwischen diesen Systemen wird durch die Informationsstoffe übernommen. Die einzelnen Bestandteile der Systeme kann man sich einmal als Behälter oder Gefäße vorstellen, in denen bestimmte Stoffe gespeichert werden. Zugleich sind sie selbst wieder Systeme, die ein eigenes Leben führen.

Systeme leben dann, wenn sie in einem dynamischen, fließenden und offenen Austausch stehen. Dieser Austausch entspricht dem, was allgemein als Kommunikation beschrieben wird. Es werden Informationen ausgetauscht. Dort, wo Informationen gespeichert, erinnert und verarbeitet werden, entsteht Wissen. Wissen entsteht schon auf der Ebene der Moleküle und Zellen. In den Zellen werden Moleküle in ihrem Aufbau und ihrem Energieniveau verändert, indem Enzyme und andere aktive Teilchen auf sie einwirken. Die Veränderung ist durchaus zu vergleichen mit dem Abspeichern auf der Festplatte des Computers. Die Größenunterschiede und die Anpassungsfähigkeit der lebenden Systeme aber sind unvergleichlich mit technischen Apparaten, da sie sich selbst erhalten. Diese ständige Selbstproduktion ist ein wichtiges Merkmal für Leben: Stoffwechsel und Sex. Die chilenischen Biologen Humberto Maturana und Francisco Varela nannten diese Eigenschaft *Autopoeisis*.

Informationstheorie

Es ist ein neuer Gedanke, Information und Heilung zusammenzubringen. Die alte Vorstellung lautete, daß kleine Materiebausteine (Medikamente) den großen Materiehaufen Organismus so beeinflussen, daß er wieder in »normale« Bahnen kommt. Informationen bekommt man dann vom Arzt: »Wegen der Risiken und Nebenwirkungen fragen Sie Ihren Arzt oder Apotheker«.

Informationen sind Unterschiede, die einen Unterschied machen. So lautet eine Definition des Kybernetikers Gregory Bateson. Sie erklärt sich sehr einfach: Ein Beobachter erkennt erst dann etwas, wenn er es in einem Zusammenhang und vor einem Hintergrund wahrnimmt. Eine sich erhöhende Körpertemperatur kann auf eine beginnende Infektion oder auf einen stattgefundenen Eisprung hindeuten: den Unterschied macht der Kontext, in dem die Temperatur sich erhöht.

Eine Information entsteht, wenn ein Unterschied da ist, ein Vorher-Nachher oder eine Veränderung in einem Prozeß. Informationen entstehen nur, wenn sich etwas verändert – eine neue Form erhält: inFORMation. Wenn die Dinge stillstehen, erkennt man nichts. Um Stillstand zu vermeiden, muß Energie zugeführt werden. Energie wird durch die richtige Zusammensetzung der Nahrung aufgenommen.

Noni reguliert und liefert die richtigen Stoffe

Noni liefert eine ideale Stoffgemeinschaft. Die Frucht unterstützt und versorgt die biochemischen Prozesse im Körper richtig. Sie liefert die Substanzen und Informationen, damit die seelischen und emotionalen Prozesse im Gleichgewicht sind und der Verstand und Geist klar arbeiten können. Die wichtigsten Stoffe und Stoffgemeinschaften werden im nächsten Kapitel vorgestellt.

Inhalts- und Wirkstoffe in Noni

Die Stoffkombination in allen Pflanzenteilen der *Morinda citrifolia* ist sehr umfangreich. Die Literatur verzeichnet unterschiedliche biochemische Inhaltsstoffe. Dr. Dukes Phytochemische und Ethnobotanische Datenbank verzeichnet 38, Dr. Salomon zählt 61 Stoffe auf, zu denen er aber keine Literaturangaben verzeichnet. Die Nennungen, wie Proteine, Enzyme, Vitamine oder Alkaloide, stellen keinen einzelnen Inhaltsstoff dar, sondern eine Stoffgruppe und werden als spezifischer Stoff, wie Vitamin C, an anderer Stelle nochmals genannt.

Die gründlichste Untersuchung ist die Doktorarbeit von Anne Hirazumi, die auf eigenen Forschungen und Laboruntersuchungen sowie einer gründlichen Sichtung der vorliegenden Literatur beruht. Sie verzeichnet im einzelnen 66 Bestandteile der Noni-Frucht. Die Blätter enthalten neun spezifische Stoffe, die Wurzeln und Wurzelrinde 34. In Zellsuspensionskulturen aus der Wurzel waren 40 Stoffe nachweisbar, die zum Teil nicht in den anderen Bestandteilen der Pflanze zu finden waren. Das Holz und die Rinde des Stammes enthalten acht und die Samen fünf Stoffe. Schon diese erste nüchterne Sichtung zeigt dreierlei:

- Nachweis über die einzelnen Stoffe zu führen ist sehr komplex und hängen von den Untersuchungsmethoden ab; hinzu kommt, daß die Qualität der Böden, Umweltbedingun-

gen, Anbaumethoden und Erntezeiten Mengen und Zusammensetzung der Inhaltsstoffe der Pflanze mitbestimmen.

- Im Reife- und Wachstumsprozeß bildet die *Morinda citrifolia* unterschiedliche Kombinationen von Stoffen. Diese Stoffe stellt Noni selbst für die eigene Entwicklung her, als
Nährstoffe oder als Waffen, wie etwa den pilz- und keimtötenden Stoff Scopoletin. Die Gesundheit des Menschen hat
die Pflanze natürlich nicht eigentlich »im Sinn«, doch die
Physiologie des Menschen ist an die der Pflanzenwelt angepaßt, was am deutlichsten beim Sauerstoff-Kohlendioxid-
Kreislauf wird. Die Jahrmillionen dauernde Entwicklung der
Tiere, dann der höheren Säuger, zu denen der Mensch zählt,
ist eng eingebunden in die Pflanzenwelt, die vor den Tieren
das Land besiedelte.

- Die Behandlung und Weiterverarbeitung der Pflanze führt zu
neuen Stoffen, wie die Zusammensetzung der Zellsuspensionskulturen zeigt.

Die Untersuchung der unterschiedlichen Anwendungen der
Noni-Frucht in Saft, Tee, fermentierten Zubereitungen, Ver-
gärungen oder als Breipackungen müssen noch untersucht
und dargestellt werden. Nach den Berichten von Heilern, Eth-
nologen, Anthropologen und Ärzten ist bei den vielfältigen
Heilungserfolgen davon auszugehen, daß die Wirkstoffe und
ihre Verbindungen in den unterschiedlichen Zubereitungen
verändert, konzentrierter oder in neuer Form vorliegen.

Einige Stoffe sind als hochwirksame Wirkstoffe bekannt, bei
anderen zeigt die Literatur keine Einigkeit über ihre Wirk-

samkeit. Scopoletin verzeichnet die Datenbank Dukes zwar als hochwirksames Pharmakon, kennt das Vorkommen in Noni aber nicht; Farine und Sim von der Universität Hawaii konnten dagegen die hohe Wirksamkeit von Scopoletin in Noni nachweisen. Ähnliches gilt für die Nachweise von Damnacanthal, dessen Wirksamkeit teilweise als nachgewiesen gilt, das andererseits bei Duke als unwirksam ausgewiesen wird.

Xeronin wird in keiner wissenschaftlichen Studie erwähnt, außer in einem Aufsatz von Dr. R. M. Heinicke. Die chemische Struktur, die biochemische Wirkweise und die medizinische Darstellung bleiben im dunkeln. Die angedeuteten und beschriebenen Wirkungen von Xeronin erinnern stark an das Enzym Bromelain. Noni gehört zu der Pflanzenfamilie der Rubiaceen, die Ananas zu den Bromelien, hier ist das Bromelain nachgewiesen, in Noni nicht.

Einzelne Inhaltsstoffe und Stoffgemeinschaften

Die Stoffe einzeln zu betrachten steht in keinem Widerspruch zu ihrer Wirkung in den Stoffgemeinschaften. Beide »Wahrheiten« sind gültig: Einerseits die Wirkung des einzelnen Stoffes, der beispielsweise auf die Informationsspezialisten Zytokine, Hormone und Enzyme wirkt und damit ein eindeutiges Ursache-Wirkung-Verhältnis auslöst. Andererseits sind bestimmte Wirkungen den einzelnen Stoffen nicht zuzuordnen, sondern die Veränderung des gesamten Organismus ist ein komplizierter Prozeß, der von Noni ausgelöst wird sowie von Heilungsprozessen, die der Organismus aufgrund seines besseren Allgemeinzustandes selbst vornimmt, durch eine Stoffgruppe oder auch eine einzelne Substanz. Eine Substanz kann ein Elektron, ein Atom oder ein Molekül, eine Gruppe von

Molekülen und auch eine feine energetische Veränderung sein.

Selbst wenn man den einzelnen Stoff vielleicht einer bestimmten Wirkungsweise zugeordnet hat, stellt man vielleicht später in der Forschung und am Patienten fest, daß diese einzelne Substanz gar nicht so gut gegen Bluthochdruck, Krebszellen, Bakterien oder andere Zustände und Einflüsse wirkt, wie der Extrakt aus den Bestandteilen der Pflanze. Der einzelne Stoff wirkt zwar, entfaltet aber als Komponente eines ganzen Wirkkomplexes seine volle Wirkung.

Chemie und Orchesterklang

Die chemischen Zusammensetzungen geben eben nur Hinweise auf die möglichen Anwendungsgebiete. Die kausale Wirkung zwischen einem auslösenden und einem reagierenden Stoff wie auch die Veränderung eines ganzen Organismus, die durch die Anwesenheit eines komplexen Stoffes oder Gemisches begleitet wird, gleichen sich wie die zwei Seiten einer Münze: Nie werden sie sich sehen und doch gehören sie zusammen. Der kausale Mechanismus arbeitet beispielsweise an einer Nervenzelle, an der ein Neurotransmitter eine elektrische Entladung auslöst.

Der systemische Mechanismus ist noch komplizierter. Eine Nervenzelle wird von Tausenden Neurotransmittern angesteuert und verfügt über zirka 500 Synapsen und Vernetzungen zu anderen Nervenzellen. Ein Reiz kann das ganze kleine System in einen völlig anderen Zustand versetzen: Stellen Sie sich vor, daß ein Schlag auf eine Pauke Tausende Schwingungen und Töne erzeugt. Jetzt stellen Sie sich vor, in weniger als einer tausendstel Sekunde treffen 500 Schläge die Pauke und erzeugen eine wunderbare Symphonie (Symphonie kommt aus dem Griechischen und bedeutet zusammenklingen), die sie hören können und zu der sie tanzen.

Vom Befund des Patienten zur Befindlichkeit des Menschen

Die Phytopharmazie (Phyto kommt aus dem Griechischen und bedeutet *Pflanze)* nimmt diesen Gedanken auf und entwickelt die Schulmedizin einen Schritt weiter. Der *Befund* in der Schulmedizin charakterisiert den Zustand eines Patienten. Der Befund setzt das Befinden in naturwissenschaftliche Kategorien um: Mein Kopfschmerz ist das Symptom für einen Bluthochdruck. Die Behandlung erfolgt dann mit in Forschungslabors eindeutig definierten Wirkstoffen. Anzumerken ist, daß oftmals die Wirkung außer acht gelassen wird, welche die Wirkstoffe untereinander entfalten!

Die *Befindlichkeit* des Patienten – sein Allgemeinzustand und seine Energie – werden nur nachrangig beachtet. V. Fintelmann bestimmt genau die Befindlichkeit als in der Heilkunst übergeordneten Begriff, da er das Gesamterleben des Menschen beschreibt: »Sie drückt unmittelbar die seelisch-geistige Situation des Menschen im Leiblichen aus, das heißt seine Möglichkeit, sich im und durch den Leib seiner Mitwelt zu äußern und selbst zu verwirklichen. Befindlichkeit existiert weder allgemeinverbindlich noch gar normierbar.«[*]

Das Drama dieses Denkens in Befunden wird besonders deutlich an den heute letztendlich als unheilbar deklarierten Krankheiten, wie Asthma, Krebs, Aids, Allergien und so wei-

[*] Reuter, Hans: Therapie mit Phytopharmaka. Ulm 1997, S. 17f.

ter und so fort. Die erste Sehnsucht eines jeden Betroffenen ist, sich besser und kräftiger zu fühlen. Gerade chronische Krankheiten erfordern einen hohen Aufwand an Kraft und Konzentration.

Die richtige Wahl ist hier (mindestens) die begleitende Therapie mit pflanzlichen Heilmitteln. Der Weg von einer besseren Befindlichkeit, die sich vielleicht in einem winzigen Gefühl des halbwachen Menschen ausdrückt, bis hin zu einem besseren Befund, den der Arzt dann stolz in seine Annalen schreibt, wird fast immer lang sein. Die Qualität ist für den betroffenen Menschen aber ungleich höher. Und der Heilungsprozeß ist in eigener Verantwortung erreicht und damit nachhaltiger.

Genau in der Steigerung von Energie, Kraft und Ausgeglichenheit liegt die Kernanwendung von Noni, die zusätzlich noch begleitet wird von schmerzstillenden, keimtötenden und virushemmenden und immunmodulierenden Eigenschaften.

Inhaltsstoffe in den unterschiedlichen Zubereitungen

Die einzelnen Inhaltsstoffe finden Sie in den Tabellen auf Seite 57ff. Die folgenden dargestellten Stoffe sind nur Beispiele aus dem großen Spektrum. Die Darstellung birgt allerdings ein Problem: Es ist, als ob Sie mit einer Gruppe von Menschen in tiefdunkler Nacht die Sixtinische Kapelle besuchen und versuchen, die bunte Pracht der Meisterwerke nur mit einer Taschenlampe ausgerüstet zum Leuchten zu bringen. Also stellen Sie sich bitte darauf ein, Ausschnitte und wichtige Elemente dargestellt zu finden, nicht aber das ganze Bild des Meisterwerkes der *Morinda citrifolia*.

Sekundäre Pflanzenstoffe

Was nicht dem primären Stoffwechsel von Pflanzen dient, wie der Photosynthese und der Aufnahme von Nahrungsstoffen, wird den sekundären Pflanzenstoffen zugerechnet. Die Anzahl der inzwischen identifizierten Stoffe ist fast unüberschaubar und wächst weiter. Die Pflanzen synthetisieren diese Stoffe für bestimmte Funktionen, wie Feindabwehr, Fraßschutz, als Blütenfarbstoffe, für ihren eigenen Stoffwechsel usw.

Soweit man dies überschauen kann, waren die Menschen schon immer auf die Gewinnung dieser Stoffe aus. Das Koffein in der Kaffeepflanze oder das Kumarin im Waldmeister sind Beispiele dafür. Die sekundären Pflanzenstoffe dienten der Drogengewinnung, als Heilmittel, Schmerzmittel, als Gewürze, zur Haltbarmachung von Speisen usw.

Seit man in der Biochemie und Pharmazie den ökonomischen Vorteil der sekundären Pflanzenstoffe verstanden und im Rechtssystem die Voraussetzung für deren urheberrechtlichen Schutz geschaffen hatte, wendet sich die Forschung den sekundären Pflanzenstoffen verstärkt zu. Einige Stoffe, wie Digitalis (Herzmittel) oder Tannin (Gerbmittel) wurden aber schon seit Urzeiten eingesetzt.

Wie alle Rubiaceen ist die *Morinda citrifolia* reich an sekundären Pflanzenstoffen. In Noni sind es besonders Flavonoide, das Kumarin Scopoletin, Anthrachinone, Terpene, Fettsäuren, Damnacanthal und Alkaloide sowie Mineralien und Vitamine. Dazu kommen Stoffgemeinschaften, die beispielsweise A. Hirazumi Noni-PPT (siehe Seite 105f.) nannte. Das Proxeronin hat nach R. R. M. Heinicke eine enzymatische Wirkung.

Flavonoide, Terpene und Karotinoide

Flavonoide dienen dem Pflanzenwachstum und sind beispielsweise für die Ausbildung der braunen Schutzschicht auf Pflanzen zugefügten Wunden verantwortlich. Es gibt über 2000 unterschiedliche Flavonoide. Sie lassen sich alle chemisch aus einer Grundstruktur ableiten. Durch ihre Bauweise sind sie sehr reaktionsfreudig. In ihren biologischen Eigenschaften unterscheiden sie sich aber. Manche sind farblos, andere sind Blütenfarbstoffe oder Farbstoffe anderer Pflanzenteile. Die farblosen Flavonole beispielsweise werden als Fraßschutz in den Blättern angesehen. Anthocyane sind meist rot und haben adstringierende (Zusammenziehen einer Wunde) Eigenschaften. Isoflavonoide haben eine Östrogenwirkung und sind für Pilze giftig.

Flavonoiden werden bedeutsame, sogenannte antioxydative Wirkungen zugeschrieben. Sie schützen beispielsweise das Vitamin C davor, durch Sauerstoffzufuhr unwirksam zu werden. Auch hemmen sie die Ausschüttung von Histamin und senken so allergische Reaktionen. Auch halten sie die Kapillargefäße elastisch und stärken das Bindegewebe. Hoher Blutdruck wird abgesenkt und die Durchblutung des Herzens unterstützt.

Flavonoide liegen in Noni in unterschiedlicher Konzentration in allen Pflanzenteilen vor. Steroide, Terpene und Karotinoide liegen in allen Pflanzen zu Tausenden vor. Ihre Wirkungen sind bei weitem noch nicht vollkommen erforscht. Die bekannten Wirkungen aber zeigen, daß dies essentiell wichtige Verbindungen sind. Erst in den Stoffgemeinschaften entfalten sie ihre Wirkungen, teilweise transportieren sie andere Stoffe, wirken selbst oder unterstützen fremde Wirkungen.

Man kann davon ausgehen, daß die Gabe vieler Enzyme, Vitamine, Hormone ohne die Flavonoide eine sehr viel geringere Wirkung entfaltet. Daher ist es ratsam, diese biologische Gemeinschaft zwischen den sekundären Stoffen und den Wirksubstanzen zu beachten. Noni enthält eine Vielzahl solcher Stoffgemeinschaften.

Beta-Sitosterol

Dem Beta-Sitosterol werden entzündungshemmende Wirkungen zugeschrieben. Es senkt den Cholesterinspiegel im Blut. Bei Prostata-Adenom zeigt es positive Wirkungen.

Terpene

Terpene sind chemisch mit den Karotinoiden verwandt. Sie sind fettlöslich und werden durch die Haut gut aufgenommen. Seit wenigen Jahren wird der Aufnahmeweg durch Haarfollikel (dem Kanal, aus dem die Haare durch die Haut wachsen) diskutiert. Man nimmt an, daß Terpene diesen Weg wählen und in die Blutbahn und die Muskulatur gelangen.

Terpenen wird eine wichtige Rolle für die Regenerationsfähigkeit der Zellen und für eine Verjüngung der Zellverbände zugeschrieben.

Karotinoide und Vitamin A

Das Vitamin A (Retinol) ist ein fettlösliches Vitamin, das wichtig ist für den Sehvorgang, das Wachstum, die Fortpflanzung und die Schleimhäute. Wichtige Anzeichen von Vitamin-A-Mangel sind Nachtblindheit sowie Austrocknung und Schuppung der Haut und der Schleimhäute. Der Vitamin-A-Bedarf wird direkt durch Lebensmittel tierischer Herkunft und durch das Provitamin A (Karotinoide) der pflanzlichen Lebensmittel gedeckt. Vitamin A findet sich in Lebertran und Leber, Provitamin A insbesondere in Karotten und in Noni. Wegen der Eigenschaft der Fettlöslichkeit dieser Verbindungen sollte man auch in Saftzubereitungen einen Teelöffel hochwertigen Öls, etwa Distelöl, hinzufügen. Das steigert die Aufnahmefähigkeit.

Bei häufigem Verzehr von Obst und Gemüse, das reichlich Karotinoide, eine Vorstufe von Vitamin A, enthält, treten Tumore an Lunge, Prostata und Harnblase sowie an den Verdauungsorganen (Mundhöhle, Speiseröhre und Magen) seltener auf. Karotinoide und Vitamin A besitzen (jeweils eigene) Schutzwirkungen für Zellen. Vitamin A stärkt auch direkt das Abwehrsystem.

In einem älteren Lehrbuch der Lebensmittelchemie von 1974 wird schon erwähnt, daß die Farbstoffe in der Schale von Tomaten, Äpfeln und Trauben, die zur Gruppe der Karotinoide und Flavonoide gehören, an Schutzfunktionen gegenüber aggressiven Oxidationsmitteln beteiligt sind: Sie schützen Vitamin C vor Oxidation sowie Fette vor Peroxidation. Was in der Lebensmittelchemie längst bekannt ist, findet in der Ernährung des Menschen erst jetzt Beachtung.

Nach einer Untersuchung aus dem Jahr 1993 sind die Blätter von Noni ein guter Lieferant für das Vitamin A, es fanden sich mehr als zwölf Prozent Karotinoide, eine hohe Konzentration. Die Forscher fanden dabei heraus, daß eine aus Noni hergestellte Emulsion sehr gut über die Haut aufgenommen wird und so ihre Wirkungen entfaltet.*

---

* Aalbersberg W. G. L. u. a.: Caratinoids in the leaves of Morinda citrifolia. Journal of Herbs, Spices & Medicinal Plants 2 (1993), 51–54.

Kumarin und Scopoletin

Scopoletin wurde in zwei Studien der Universität Hawaii 1993 und 1996 in den Früchten identifiziert. Es hat pilztötende (fungizide) und keimtötende Eigenschaften, außerdem wirkt es entzündungshemmend sowie blutdrucksenkend. Salomon beschreibt, daß Scopoletin die Wände der Blutgefäße flexibler macht, so daß sich der Blutdruck ausgleicht. Da es die Wandstrukturen jedoch nicht dehnt, kommt es auch nicht zu einem Blutdruckabfall, sondern zu einer modulierten Blutdrucksenkung bis auf normal. Scopoletin wirkt auf das Herz entspannend und stärkend.

Diese Eigenschaften korrespondieren mit einer allgemein entspannenden Wirkung auf die Bronchien und alle Muskeln. Scopoletin löst außerdem Krämpfe und dämmt Schmerzen. Die Datenbank von Dr. Duke verzeichnet Scopoletin als Gegenspieler der Prostaglandine, was eine hemmende Wirkung bei Entzündungen vermuten läßt.

Anthrachinone

Noni ist reich an Anthrachinonen. Sie sind der Ausgangsstoff für die Farbgewinnung. Sie haben auch eine Reihe von medizinischen Wirkungen. Besonders hervorzuheben sind ihre antibakteriellen Wirkungen und ihre milde darmregulierende Kraft.

Das außergewöhnliche an Noni ist, daß in allen Pflanzenteilen bis in die Blüten Anthrachinone nachgewiesen sind, was sehr selten ist. Auch fand man in Noni zwei spezielle Anthrachinone, die in anderen Pflanzen bisher nicht gefunden wurden.

Alizarine gehören zu den Anthrachinonen. Sie sind seit der Antike Ausgangsprodukt für die Gewinnung des Farbstoffes

Rot. Die Farbwerke Hoechst wurden 1863 zur Farbstoffgewinnung aus Alizarin gegründet, die Arbeiter nannten sich Rotwerker.*

Damnacanthal

Damnacanthal ist ein gut wirkender Hemmstoff für die »ras-Funktion in der Zelle«, das Krebsgen. (siehe Seite 62ff.).

Alkaloide

Seit 1959 ist bekannt, daß Noni Alkaloide enthält, was nicht verwunderlich ist, da die meisten Rubiaceen Alkaloide enthalten. Als Beispiel sei an den Kaffee mit seinem Alkaloid Koffein erinnert. Die Zusammensetzung und chemische Struktur in Noni sind noch nicht genauer erforscht.

Alkaloide werden in der richtigen Konzentration auch als Heil- und Betäubungsmittel eingesetzt, sie können in hoher Dosierung auch toxisch wirken. Sie treten in vielen Pflanzen auf. Einige wirken wie Neurotransmitter und können deshalb Effekte auslösen, die beispielsweise dem Serotonin ähneln.**

Xeronin

In der Werbung für Noni-Produkte findet man den Hinweis auf das Xeronin ganz obenan. Dies steht in klarem Gegensatz zu

---

* Anthraquinone production by cell suspension cultures of Morinda citrifolia. Planta Med. 1975; Suppl.: 79–101.
Isolation, identification and biosynthesis of anthraquinones in cell suspension cultures of Morinda citrifolia. Planta Med. 1975; Suppl.: 214–24. German.

** Swanholm, C. E. et. al.: A Survey of alkaloids in Hawaiian plants. Pacific Science 13 (1959), 295–305.

der biochemischen Stichhaltigkeit des Modells. Um die Wirkung von Noni zu verstehen, eignet es sich ausgezeichnet, weil R. M. Heinicke diese unter der Überschrift »Xeronin« zusammenfaßt und beschreibt.

Ralph R. M. Heinicke war zwischen 1950 und 1986 in der Forschung des Ananasproduzenten Dole beschäftigt. Seit den 70er Jahren lag sein Schwerpunkt auf der Untersuchung der Wirkungen des Bromelain. Bromelain ist seit 1957 bekannt. Seine komplette Struktur wurde 1979 von dem Japaner H. Ishihara aufgedeckt. Vorangegangen waren eine Reihe von Studien, die in den 60er Jahren weltweit durchgeführt worden waren, und die Wirksamkeit des Bromelains nachwiesen. R. M. Heinicke tritt 1972 gemeinsam mit anderen Forschern mit zwei Artikeln auf, danach verzeichnen die Literaturverzeichnisse und Internet-Suchmaschinen (med-line etc.) keine Einträge über Veröffentlichungen mehr.

Bromelain ist ein Gemisch verschiedener Enzyme und Eiweiße, die hauptsächlich in den Stengelteilen der Ananaspflanze auftreten. Sein medizinisches Wirkungsspektrum gleicht dem von Noni, so daß die Vermutung naheliegt, daß auch Noni Enzyme enthält oder sehr effektiv auf die Enzyme des Organismus wirkt. Der amerikanische Arzt N. Salomon beginnt das sehr emphatische Kapitel über die »Xeronin-Proxeronin-Connection« mit der Überschrift »Am Anfang war Bromelain«.

Angeregt zur Noni-Forschung wurde R. M. Heinicke 1972 durch einen Artikel, in dem Maria Stewart die Geschichte und Medizin des Noni-Baumes beschreibt. Es war das gleiche Jahr, in dem er »the unknown ingredient« (den unbekannten Inhaltsstoff) in Bromelain zu suchen begonnen hatte, der für die ausgezeichnete, heilende Wirkung der Ananasfrucht verantwortlich sein sollte.

Er schreibt in einem Artikel »The Pharmacological Active Ingredient of Noni«, daß er sicher war, ein neues Alkaloid identifiziert zu haben. Diesem Alkaloid gab er den Namen »Xeronin«. Aufgrund der Beobachtung, daß Bromelain das gleiche Wirkungsspektrum wie Noni-Extrakte aufwies, begann er seine Forschungsergebnisse auf Noni zu übertragen.

Er konnte nur »vernachlässigbare Anteile« von Xeronin in Noni feststellen, fand aber »a strange molecule« (ein seltsames Molekül), das er als Vorläufer des Xeronin bestimmte. Xero kommt übrigens aus dem Griechischen und bedeutet einfach *trocken*.

Die Geschichte der Enzymforschung ist alt. Sie beginnt im dritten Jahrhundert vor Christus mit dem Griechen *Zozeen*. Zozeen untersuchte die Natur, indem er geduldig Stoffe zusammengoß und beobachtete, was passiert. Daher wurde er auch »Chymiker« genannt, was sich von dem griechischen Wort für gießen ableitet: *chyme*. Er suchte nach dem göttlichen Urprinzip, das er *Xerion* nannte. Dies war seinen Mitbürgern unheimlich, weswegen er in das liberale Ägypten fliehen mußte. Die wissenschaftsfreundlichen und innovativen Araber nannten die Tätigkeit des Emigranten *al-kimija*, die Wurzel für unser Wort Alchemie. Die wesentliche Tätigkeit des Alchemikers liegt darin, Prinzipien des Naturprozesses zu verstehen.

Heinicke gab dem Vorläufer in Noni den Namen »Proxeronin«, also Xeronin-Vorläufer. Er hatte 50 tausendstel Gramm eines kristallinen Stoffs in seinem Labor synthetisiert, der silbern schimmerte und sich am nächsten Tag in »attraktives« Schwarz wandelte, so Dr. Heinicke. Das Molekülgewicht gibt er mit 17 000 an, was für ein organisches Molekül nicht sehr groß ist. Wasser hat ein Molekülgewicht von 18, die DNS von über 100 000. Die Strukturformel (die Architektur des Moleküls) konnte er aber nach eigenen Aussagen nicht bestimmen.

Heinicke sieht den Wirkmechanismus von Xeronin darin, daß es die zellerneuernden Prozesse unterstützt und somit Entzündungs- und Alterungsprozesse aufhalte. Das Proxeronin ist in Noni enthalten und wird resorbiert (aufgenommen). Man solle es nüchtern zu sich nehmen, damit es nicht im Magen verdaut wird. Im Darm wird das Alkaloid Proxeronin über den enzymatischen Prozeß Proxeronase in das Enzym Xeronin verwandelt, das – über die Darmwand aufgenommen – in den Zellen wirkt. Die Proxeronase findet statt, indem es Serotonin bindet und Xeronin bildet, und dadurch »unnormale Zellfunktionen« wieder normalisiert, so Heinicke.

Heinicke meint, daß die Menge an Proxeronin in Noni das 800-fache von Ananas beträgt. Anders als das Bromelain, das Eiweiße spaltet (Hydrolase), zählt N. Salomon die Wirkung von Xeronin zu den Lysozymen, die nach der Aufnahme für die Verdauung von Stoffen in der Zelle dienen. R. M. Heinicke nennt im Zusammenhang mit Xeronin auch die Pflanzen Aloe und Ginseng.

Auf die Frage, warum so krampfhaft nach einem Wirkstoff gesucht wird, gibt N. Salomon die Antwort: Man kann die heilende Kraft einer Pflanze nicht patentieren und dann vermarkten! Die Logik des Marktes und die Kraft der Heilung sprechen zwei Sprachen. Die Aufforderung von N. Salomon ist richtig, das Modell des Xeronin weiter zu erforschen und genauer zu verstehen.

Enzyme

Enzyme sind kleine Proteine, die man Peptide nennt und die verschiedene Aufgaben in und außerhalb der Zellen übernehmen: Verdauung, Spaltung, Verbindung, Zerkleinerung von Stoffen (siehe auch Seite 81f.).

Enzyme oder Fermente werden von alters her eingesetzt: Bier, Brot und Wein sind Produkte enzymatischer Prozesse, Fermentation ist ein anderer Begriff dafür. An allen Prozessen des Organismus von der Zelle bis zur Verdauung, vom Wachstum bis zum Tod, vom Lieben bis zum Lernen sind Enzyme zentral beteiligt. Die Untersuchungen an Menschen und Tieren wie auch die Labormodelle zeigen, daß die Wirkstoffgemeinschaften von Noni die Produktion und Wirkung der Enzyme beeinflussen. In den verschiedenen Zubereitungen von Noni sind Enzyme nachzuweisen. Andererseits werden die für den Organismus wichtigen Enzyme im Körper selbst hergestellt, so daß weniger die Zugabe von Enzymen im Mittelpunkt steht, sehr wohl aber die Einnahme der Stoffgemeinschaften, die enzymatische Prozesse unterstützen.

Aminosäuren, Proteine, Eiweiße

Die Verarbeitung der Eiweiße oder Proteine, die mit der Nahrung zugeführt werden, zu Aminosäuren leisten Enzyme. Der Organismus besteht aus Eiweiß. Alle Eiweiße bestehen aus Aminosäuren. Es gibt 20 verschiedene Haupt-Aminosäuren, aus denen weitgehend alle Stoffe in pflanzlichen und tierischen Organismen aufgebaut werden.

Aminosäuren sind die Bausteine allen Lebens und die Aufnahme von Proteinen ist essentiell für die Zuführung von Energie. Das Vorliegen von Proteinen und ihre Wichtigkeit für die Wirkungen von Noni zeigen die Untersuchungen von Anne Hirazumi und ihre Stoffgemeinschaft Noni-PPT (siehe folgende Seite).

Ungesättigte Fettsäuren

Die Fettsäuren sind essentielle Nahrungsbausteine. Man unterscheidet zwischen gesättigten, einfach ungesättigten und mehrfach ungesättigten Fettsäuren.

Gesättigte Fettsäuren sind in höheren Anteilen meistens in Fetten tierischer Herkunft enthalten, wie z. B. Butter und Schmalz. Einfach ungesättigte Fettsäuren findet man beispielsweise im Olivenöl. Mehrfach ungesättigte Fettsäuren sind stark im Distelöl, Sonnenblumen-, Soja- und Maiskeimöl enthalten.

Gesättigte Fettsäuren erhöhen den Cholesterinspiegel des Blutes. Einfach ungesättigte Fettsäuren wirken neutral bis leicht cholesterinspiegelsenkend. Mehrfach ungesättigte Fettsäuren senken den Cholesterinspiegel des Blutes, sind daher positiv für den Organismus. Sie wirken als Radikalenfänger in und zwischen den Zellen, sind wesentlich am Zellwandaufbau und der Hormonbildung beteiligt.

Noni ist ein guter Lieferant von mehrfach ungesättigten Fettsäuren.

Linolsäuren

Die wichtigste lebensnotwendige (essentielle) Fettsäure ist die zweifach ungesättigte Linolsäure. In einer kürzlich erschienenen Studie der Universität Jena wurde der Linolsäure unter den mehrfach ungesättigten Fettsäuren eine herausragende Stellung eingeräumt. Sie wird als »Alleskönner in den ernährungsabhängigen Erkrankungen« beschrieben. Besonders schützt die Linolsäure vor koronaren Herzerkrankungen, Krebs, sie vermindert den Fettanteil im Körper und erhöht den Anteil an fettfreier (Muskel-)Masse.

Linolsäuren drohen dann unwirksam zu werden, wenn sie oxydieren und schädliche Peroxyde bilden. Oxidationsschutzstoffe sind die Vitamine, wie C und A, die in Noni vorkommen.

Die zitierte Studie zeigt diese Wirkungen an Milchprodukten. Noni ist eine ausgezeichnete pflanzliche Quelle zur Aufnahme der Linolsäure. Da gleichzeitig antioxydative Stoffe sowie Vitamine und Mineralien vorliegen, ist von einer optimierten Wirkung auszugehen.*

Noni-PPT

Anne Hirazumi kommt in ihrer Doktorarbeit zu dem Schluß, daß nicht ein einzelner Wirkstoff die »antitumor activity« von Noni erklären könne. In verschiedenen Versuchen kann sie eine Stoffgemeinschaft identifizieren, die sie Noni-PPT nannte. Unter Anwesenheit von Noni-PPT zeigten sich die schon beschriebenen Wirkungen, wie Immunmodulation und die positiven Wirkungen auf eine Krebsentwicklung (Lewis-Lungenkrebs). Gleichzeitig beschreibt sie eine weitere Stoffgruppe Noni, die sie Noni-SOL nennt. Noni-SOL zeigt keine vergleichbaren Aktivitäten. Die mit SOL bezeichneten Anteile sind die in Alkohol (Ethanol) löslichen, die PPT-Anteile die unlöslichen Anteile vom Noni-Saft.

---

* Jahreis, G: Milchhaltige Süßwaren als Lieferanten der konjugierten Linolsäuren. 1999. www.suessefacts.de/info/article7.html vom 16. 11. 1999.

Die Analyse von Noni-PPT ergibt, daß es vor allem aus verschiedenen Lipiden (Fette), Proteinen (Eiweiße) und Zuckern zusammengesetzt ist. Diese Verbindungen sind für die Entwicklung und Regeneration der Zellwände notwendige Bausteine. Auch wirken sie auf das Immunsystem und die Aktivität der Enzyme. Auf diese Weise beeinflußt Noni-PPT die Kommunikation zwischen den Zellen und in den Organen.

Der Nachweis von Aktivitäten ist sehr kompliziert, da niemand die Wirkung im Organismus direkt ansehen kann. Es sind eher indirekte Nachweise, die in Versuchen erbracht werden. Beispielsweise zeigte es sich, daß die von Noni-PPT aktivierten Makrophagen und T-Zellen unter gleichzeitiger Gabe von Gegenmitteln abgeschwächt, aber nicht eingestellt wurde. Noni-PPT zeigte unter verschiedenen Untersuchungsbedingungen eine immunaktivierende und -modulierende Wirkung. Die Wirkungen auf Zellteilung und -wachstum bei gesunden und bei Krebszellen zeigte, daß das Wachstum der Krebszellen gehemmt wurde.[*]

Vitamine

Nicht alle Vitamine kann der menschliche Organismus selbst bilden. Zahlreiche sekundäre Pflanzenstoffe werden auch »vitaminähnliche Wirkstoffe« genannt. Manche sind Vorstufen für die Vitaminbildung wie die Karotinoide. Vitamine allein zu nehmen ist nicht so wirkungsvoll, wie sie mit der Nahrung aufzunehmen. Das Vitamin A ist bei den Karotinoiden beschrieben.

---

[*] Some chemical constituents of Morinda citrifolia. Planta Med. 1979 Jun; 36 (2): 186–7.

Vitamin B-Komplex

Mit Vitamin B-Komplex ist eine Gruppe von Vitaminen gemeint, die sich gegenseitig verstärken. Daher sollte man diese Vitamine immer gemeinsam mit anderen aus dieser Gruppe einnehmen. In Noni sind bisher die Vitamine Thiamin (B_1), Riboflavin (B_2) und Niazin (B_3) nachgewiesen.

Vitamin B_1 erfüllt vielfältige Aufgaben im Körper. Es wurde schon »Moral-Vitamin« genannt, da es durch seine Wirkungen die geistige Einstellung des Menschen beeinflußt, indem es die Funktionen des Nervensystems unterstützt. Für den Wachstumsprozeß bei Kindern ist es ein wichtiger Baustein, auch verbesserte es die Lernfähigkeit, Konzentration und Aufnahmekapazität. Thiamin unterstützt die Energieproduktion und den Stoffwechsel. Weitere Beispiele sind die Behandlung von Gürtelrose und Hilfe bei Reisekrankheiten, Prüfungsstreß, Angstzuständen und bei körperlichen und seelischen Verletzungen.

Vitamin B_2 unterstützt die normale Energieproduktion. Es ist gut für eine gesunde Haut, feste Nägel und kräftige Haare. Riboflavin unterstützt die Bildung von gesundem Gewebe und roten Blutkörperchen. Es verbessert das Sehvermögen. Gezielt wird es eingesetzt, wenn spröde und rissige Haut an Mund, Lippen und Genitalien auftreten. Riboflavin wird für die Bildung von Antioxydantien im Körper gebraucht und unterstützt die Umwandlung des Vitamin B_6 in seine aktive Form. Es ist daher bei der Unterstützung der Enzym- und Hormonsysteme sowie an der Eisenverwertung und der gesunden Funktion der Schilddrüse beteiligt. Vitamin-B_2-Mangel kommt häufig bei Menschen vor, die sich vegetarisch ernähren oder Diäten halten müssen. Für diese Menschen ist Noni eine wertvolle Quelle.

Vitamin B_3 kommt in Lebensmitteln in verschiedenen chemischen Formen vor. Sie üben zwar unterschiedliche Wirkungen im Körper aus, die sich aber überschneiden. Sie unterstützen Zellfunktionen und den Stoffwechsel.

In Noni ist B_3 als Niazin nachgewiesen. Niazin ist gut untersucht. Es wirkt besonders gut bei Eßstörungen (Anorexie und Bulimie). Seine beruhigenden und ausgleichenden Effekte zeigt es insbesondere bei allen psychischen Störungen und Angstzuständen, hier ist es ein wichtiger Ernährungsbaustein.

Vitamin C (Ascorbinsäure)

Vitamin C ist ein wasserlösliches Vitamin, das insbesondere für die Bildung von Bindegewebe und Knorpel von Bedeutung ist, die Wundheilung fördert und die Resorption von Eisen begünstigt. Massiver Vitamin-C-Mangel führt zu Skorbut, der heute sehr selten ist. Besonders reich an Vitamin C sind Sanddorn, Johannisbeeren, Kiwi, Tomaten, Paprika und Zitrusfrüchte – und Noni. Kartoffeln sind, da sie in relativ großen Mengen und regelmäßig verzehrt werden, ebenfalls sehr wichtige Vitamin-C-Lieferanten.

Eine Reihe von Studien ergab, daß bei Vitamin-C-reicher Nahrung Mund-, Speiseröhren-, Magen- und Darmkrebs seltener auftreten. Vitamin C oder Ascorbinsäure ist an wichtigen Abläufen in Zellen und Geweben beteiligt, hilft Giftstoffe abzubauen und stärkt möglicherweise die Abwehrkräfte. Wie die Karotinoide und Vitamin A schützt es vor schädlichen Oxidationen. Daß Magenkrebs in vielen Ländern rückläufig ist, wird hauptsächlich der Wirkung von Vitamin C zugeschrieben, besonders, weil es die Bildung der krebserregenden Nitrosamine hemmt.

Der Mensch kann im Gegensatz zu den meisten Tieren, die es im Darm synthetisieren, Vitamin C nicht selbst produzieren und muß es daher zuführen. Auch Vitamin C muß dabei vor Oxydation geschützt werden. Noni enthält Vitamin C und eine Reihe von Antioxydantien.

Vitamin C sollte nicht allein als Ascorbinsäure eingenommen werden, sondern immer in Verbindung mit Flavonoiden, wie es natürlicherweise ja auch der Fall ist, wenn man Obst oder Gemüse ißt. Bioflavonoide und Vitamin C bilden eine Kooperation, da sie sich gegenseitig vor Zerstörung durch Oxydation schützen und ihre Wirksamkeit gemeinsam erhöhen.

Vitamin K (Phyllochinon)

Vitamin K ist seit langem bekannt. Es unterstützt die Wundheilungsprozesse und die Blutgerinnung. Seit die Analysemethoden feiner geworden sind, entdeckte man, daß es auch beim Stoffwechsel der Knochen und des Bindegewebes eine Rolle spielt und die Nierenfunktion unterstützt. Es ist beteiligt bei der Einlagerung des Kalziums in den Knochen. Normalerweise wird es von den Bakterien der Darmflora gebildet und über die Darmwand aufgenommen. Bei Störungen der Darmflora und schweren Erkrankungen sollte man Vitamin K zuführen. Spinat, Grünkohl sowie Joghurt und Milch enthalten Vitamin K – und Noni.

Mineralstoffe (Elektrolyte, Mineralsalze) und Spurenelemente

Mineralstoffe und Spurenelemente sind essentielle anorganische Nährstoffe, die der Mensch über seine Nahrung aufnehmen muß und die er für vielfältige Funktionen benötigt. Die

Mineralstoffe werden in Mengenelemente und Spurenelemente eingeteilt. Mengenelemente sind im Körper in relativ großen Mengen vorhanden, Spurenelemente in nur geringen Mengen (»Spuren«). Zu den Mengenelementen gehören Natrium, Kalium, Kalzium, Magnesium, Chlorid, Phosphat und Schwefel. Zu den Spurenelementen gehören unter anderem Eisen, Jod und Selen. Insgesamt gibt es über 20 Spurenelemente. Sehr oft wird der Begriff Mineralstoff gleichgesetzt mit Mengenelement. Noni ist reich an Spurenelementen.

Kalzium

Kalzium ist ein wichtiger Mineralstoff für alle Nerven- und Muskelfunktionen und den Herzrhythmus.

Kalium

Kalium ist ein Mineralstoff, der notwendig ist für die Funktion der Nerven, aller Muskelbewegungen, die Aufrechterhaltung der Gewebsspannung und die Wirkung verschiedener Enzyme. Ein Kaliummangel führt zu schwerwiegenden Störungen des Elektrolythaushalts. Muskelschwäche, Muskellähmungen und Störungen der Herztätigkeit sind die Folge. Besonders gute Kaliumlieferanten sind vor allem pflanzliche Lebensmittel wie Gemüse, Hülsenfrüchte, Bananen – und Noni.

Magnesium

Magnesium ist ein wichtiges Mineral für Knochen- und Zahnwachstum sowie Nerven- und Muskelfunktionen. Magnesium spielt außerdem eine wichtige Rolle in der Enzymaktivierung.

Selen

Selen ist sehr wichtig für die Bildung eines antioxydativen Enzyms und daher an der Radikalenregulation beteiligt.

Naturmedizin und Biochemie:
Verstehen, welche Rolle Ernährung spielt

Nutraceutical, Nutrazie und orthomolekulare Medizin lauten die Stichworte der Quantenmedizin. Der Begriff des Nutraceuticals besteht aus zwei Worten. *Nutra-* meint *Ernährung* und -*ceutical Lehre* oder *Kunde.* Das Wort Nutrazie entspricht dem griechischen Fremdwort für Heilmittelkunde: *Pharmazie.* Orthomolekulare Medizin bedeutet eine Heilkunde, die die richtige Zusammensetzung der kleinsten Bausteine aufweist. *Ortho-* kommt aus dem Griechischen und heißt *richtig, recht.*

Beide Begriffe verweisen darauf, daß wir eine dramatische Spaltung in der Heilkunde beobachten können. Auf der einen Seite steht die Behandlung mit Einzelwirkstoffen und massiven Eingriffen. Dies ist eine teure Medizin, die kaum auf Vorsorge baut, den Betroffenen in ihren seelischen und geistigen Nöten nicht zur Seite steht und die Lernerfahrungen, die in allen Krankheiten enthalten sind, ausklammert.

Auf der anderen Seite steht die Wiederentdeckung einer bestimmten Seite der Systeme der Naturmedizin, die auf eine Harmonisierung und Selbstverantwortung bauen. Solange die Analysemethoden nicht fein genug waren, wurden viele dieser Überlieferungen mit esoterischen Glaubenssystemen geschmückt und fast unkenntlich gemacht. Dieses ist unzeitgemäß. Wir verstehen noch nicht alle Wirkungszusammenhänge. Die neuen Modelle zeigen aber recht gut, daß die Erfolge der Naturmedizin und die Erkenntnisse der Biochemie eigentlich zusammengehören. Sie beschreiben beide den gleichen Mechanismus: Die Naturmedizin baut auf Erfahrungen und intuitivem Wissen auf, die die Harmonisierung und Eingebundenheit von Lebewesen in ihrer Umwelt zum Ziel haben. Die Biochemie entwickelt einen strengen, rationalen Wissenschaftsbegriff, der die Eigenschaften und Funktionen von komplexen Systemen beschreibt, die mit ihrer Umwelt interagieren.

Lebewesen sind solche komplexen Systeme. Biochemie und Naturmedizin können viel voneinander lernen. Die Entwicklung einer Heilkunde, die auf Wissen, Lernen, gesunder Ernährung und Entwicklung aufbaut, sollte das Ziel sein. Noni ist ein gutes Nutraceutical, welches diese Elemente verbindet. Jedoch sind hier noch Forschungsarbeiten zu leisten, um die teilweise überraschenden Heilwirkungen von Noni genauer zu verstehen und Noni besser einsetzen zu können.

Anwendungen von Noni

Noni – Ein Nutraceutical

Noni versammelt alle Eigenschaften eines Nutraceuticals. Nutraceutical ist ein neues Wort für eine alte Weisheit, die da heißt: »Iß dich gesund«. Nutraceuticals sind Nahrungsergänzungsmittel. Einige Pflanzen enthalten nicht nur wichtige Nahrungsstoffe, sondern entfalten zugleich vorbeugende und heilende Wirkungen.

Medizin und Ernährungswissenschaften orientierten sich über Jahrzehnte daran, daß die Bevölkerung den richtigen Cocktail aus Nährstoffen erhält. Man versuchte jeden einzelnen Stoff zu identifizieren und Tagesdosen anzugeben. Vitamine, Mineralstoffe und Enzyme standen lange im Vordergrund des Interesses, da sie einzeln bestimmbar und so auch vermarktbar sind.

Daß diese Denkweise zu kurz greift und sogar viel Leiden in Form von Erkrankungen erzeugt, wird um so klarer, je mehr man über die Wirkungen von Stoffgemeinschaften und Systemen versteht. Ein weiterer Aspekt ist inzwischen anerkannt: Der jeweilige Bedarf in der Zusammensetzung der Nahrungsstoffe unterscheidet sich individuell wie auch kulturell zwischen den Menschen. Durchschnittswerte können dann durchaus falsche Anweisungen geben.

Jede Forschung findet unterschiedliche Ergebnisse und Werte und gibt sehr unterschiedliche Empfehlungen, da die untersuchten Bevölkerungsgruppen oder Tiere sehr unterschiedliche Reaktionen zeigen. Die gemessenen Werte einzuschätzen wird dadurch erschwert, daß sich die Stoffe im Organismus verändern und dann unterschiedlich, direkt oder indirekt, wirken.

Durch das inzwischen auch öffentlich diskutierte Problem der Beschönigungen und Fälschungen von Forschungsarbeiten und esoterisch gefärbten Halbwahrheiten wird eine genaue Diskussion erschwert. Verwirrung taucht immer dann auf, wenn Eitelkeit, Gier oder Verwertungszwänge im Spiel sind.

Die Betonung der individuellen Bedürfnisse eines Menschen auf spezifische Nahrungszusammensetzung und kultureller Unterschiede von Menschengruppen, die verschiedene Nahrungs- und Heilstoffe benötigen, widerspricht in keiner Weise der Aussage, daß alle Menschen die gleichen Bedürfnisse haben. Eine vertiefte Darstellung dieses Zusammenhanges wird kurz in dem Abschnitt über »Systeme« (Seite 128) dargestellt. Die unterschiedlichen Bedürfnisse resultieren aus den Anlagen oder Genen (Phylogenese), dem kulturellen Hintergrund (Akkulturation) und der individuellen Lebensgeschichte (Ontogenese) sowie dem Lebensalter, dem Geschlecht, der Arbeit usw.

Eine Fülle von Studien* zeigt, daß Pflanzenkost die Risiken für Krebs oder Herz- und Kreislauf-Erkrankungen deutlich senkt. Als weitere Erkrankungen, vor denen Pflanzenkost schützt, werden Diabetes, Autoimmunerkrankungen, Allergien und Osteoporose genannt. Allein durch die Erhöhung der täglichen Obst- und Gemüseaufnahme von zwei auf fünf Por-

---

* Beispielsweise Healths Professionals Follow-up Study mit 51 000 Teilnehmern, und Iowa Women's Health Study mit 35 000 Teilnehmerinnen.

tionen könnten 20 Prozent aller Krebs-Erkrankungen vermieden werden, wie das *American Institute for Cancer Research* und der *World Cancer Research Fund* als Ergebnis der Auswertung aller vorliegenden Studien meinen.*

Die Zubereitung der pflanzlichen Kost muß nach dem Pflanzentyp unterschieden werden, da nicht alle Pflanzen roh gegessen werden können. Roh zubereitet oder fermentiert, sauer eingelegt, gekocht oder weiterverarbeitet, das hängt nicht nur von kulturellen Eigenheiten ab, sondern dahinter stehen uralte und wertvolle Wissensbestände, die tief in den jeweiligen Kulturen verankert sind und eine entscheidende Rolle bei der Entwicklung der Menschen spielen.

Reine Rohkost kann sogar schädlich sein, da bestimmte Stoffe vom menschlichen Organismus nicht gut abgebaut und verwertet werden können. Beispiele sind die Zubereitungen der Trauben zu Wein oder des Kohls zu Sauerkraut. Die neugewonnenen Endprodukte unterscheiden sich in Zusammensetzung und Wirkung grundlegend von den Ausgangsstoffen, was beim Wein nicht nur auf den Alkohol zurückzuführen ist. Die für die vorbeugende und heilende Wirkung der Pflanzen verantwortlichen Stoffe werden als »sekundäre Pflanzenstoffe«** bezeichnet. Die Pflanzenstoffe haben je nach Anbau, Reife und Verarbeitung eine sehr unterschiedliche Zusammensetzung und bilden nach der Verarbeitung neue Stoffe und Stoffgemische.

Das Spektrum der Pflanzenkost reicht vom Lieferanten für Ballaststoffe und wertvolle Nahrungsmittel über Drogen bis

* Frankfurter Rundschau 27. 11. 99 Seite 6.
** siehe Kapitel »Inhalts- und Wirkstoffe von Noni«, Seite 88ff.

zu Nutraceuticals und Wirkstofflieferanten. Zu den wertvollen Nahrungsmitteln, hochwirksamen Nutraceuticals und Wirkstofflieferanten sowie Heilmitteln gehört Noni, dessen umfassende Wirkung bisher bei uns unbeachtet geblieben ist.

Die vier Seiten von Noni

Noni liefert erstens eine ausgezeichnete Versorgung mit Nahrungsstoffen und Zusatzstoffen in der richtigen Zusammensetzung. In diesem Sinn ist es, wie Sauerkraut, eine gute Nahrungsquelle und Grundlage eines gesunden Lebens. Zweitens unterstützt Noni eine bessere Funktion des Verdauungssystems und hilft, eine deutliche Besserung der körpereigenen Abwehr zu entwickeln. Damit zählt es zu den Nutraceuticals. Drittens entfaltet Noni spezifische Wirkungen, opioide Schmerzstillung ohne Suchtwirkung, blutstillende Effekte, keim- und parasitentötende Effekte. Hier wirkt es als Medikament mit spezifischen Wirkstoffgemischen.

Die Klugheit des Volksmundes benennt den Zusammenhang zwischen Körper und Seele und Geist genau: Man ist einfach »sauer« oder einem »läuft die Galle über«. Oder es wird gesagt, daß man »ausgelaugt« ist – hier werden gleichzeitig Zustände des Körpers und der Seele beschrieben. Die Wirkungen auf den Geist, den Verstand sind jedem aus eigener Erfahrung bekannt, wenn man beispielsweise davon spricht, daß man »blockiert« ist.

Jeder Mensch begegnet Anforderungen und Streß ruhiger und von innen heraus, wenn er oder sie die »richtige Basis hat«. Geist und Seele sind vom Körper nicht zu trennen. Mit einem emotional ausgeglichenen und grundlegend aufgeräumten Organismus handelt der Mensch kraftvoll und verfügt über alle geistigen Kräfte. Dies ist die vierte Qualität von Noni. Hier schließt sich der Kreis: Menschen werden durch Noni-Gaben auf ihrem Heilungsweg unterstützt, wenn sie erschöpft, in einem Wandlungsprozeß oder schwer krank sind.

Unterstützungen zu geben bedeutet, daß die betroffene Person auch noch in der größten Krisensituation über die Fähigkeiten verfügt, die eigenen Kräfte zu mobilisieren, und daß sie den eigenen Organismus, die eigene Psyche und die geistigen Potentiale kennt und einzusetzen weiß.

Bis 40 sich selbst heilen

Das durch Noni verbesserte Allgemeinbefinden und die gesteigerte Konzentrationsfähigkeit führen zu einer besseren Leistungsfähigkeit; dabei muß man bedenken, daß die Zunahme an Energie dem jeweiligen Lebensabschnitt, Zustand und Temperament entspricht. So gibt es auch keine allgemeinen Ratschläge oder gar Rezepte, was »man tun muß ...«, um sich gesund und glücklich weiterzuentwickeln. Gesund zu leben lernen Menschen meist schon in der Kindheit und entwickeln diese Fähigkeiten ihr Leben lang – je nach Lebenslage und -umständen unterschiedlich schnell und stark.

Die eigene Leistungsfähigkeit zu steigern, sinnliche Genüsse ausdauernd und intensiv zu erleben, das Alter kraftvoll und klar zu genießen, liegt in einem selbst. Jeden Morgen mit Tatkraft beginnen und den Tag zufrieden beschließen, so könnte ein möglicher Rahmen für den Alltag lauten. Dies bedeutet nicht, in Askese zu leben, zu verzichten. Vielmehr lautet das Ziel, ein ausgewogenes Leben zu gestalten, in dem die erwachsene Person immer genau so viel von der Umwelt und von anderen Menschen nimmt, wie sie bereit ist zu geben.

Die Entwicklung eines Lebens entspricht einem Reifeprozeß: Wer sich mit 40 nicht selbst heilen kann, hat einen wichtigen Teil seiner Lebensaufgabe verfehlt. Dieser Satz ist rigoros, in ihm wird eine Maxime formuliert, die anzunehmen oder abzulehnen jedem überlassen bleibt. Eine Maxime ist ein Grundsatz, nach dem ich »mein« Handeln und Lernen ausrichte. Wie dieser Grundsatz gelebt wird, unterscheidet sich in jedem individuellen Leben, entscheidet jeder Mensch für sich selbst.

»Ich« kann diese Aufgabe ablehnen und sagen, das interessiere nicht. Der Rahmen der individuellen Entfaltung ist in der Natur des Körpers, den Anlagen und der Kultur gesetzt, und niemand kann diesen Zaun ohne Blessuren durchbrechen. Der Zaun ist gebaut aus den genetischen Lasten und Stärken, die aus der eigenen Familie kommen. Sie kennenzulernen und die individuellen Eigenheiten des eigenen Körpers und der seelischen Strukturen anzunehmen sowie bereit zu sein, die geistigen Potentiale immer weiter zu entfalten, bilden das Fundament. Wer aber die eigenen Potentiale erkennt, kann den Zaun auch überschreiten und sich neue Räume erschließen.

Darauf bauen die Lebensräume auf. Die Entfaltungsmöglichkeiten und Belastungen des Berufes sowie der Interessen und Hobbys bedürfen ständig der Bereitschaft, Verhalten, Ernährung, Streßbewältigung, Kommunikation neu zu lernen und umzusetzen. Lernen und Wandel bedeuten die Bereitschaft zu entwickeln, das eigene Leben in jeder Phase und mit jeder Herausforderung umzustellen.

Die Aufgabe lautet, *angemessen* zu leben. Eine ausgewogene Ernährung und genug Bewegung gehören dazu. Lernbereitschaft und offen sein für konstruktive Kritik machen den

Geist sensibel. Auf sexuellem Gebiet bedeutet das zu lernen, genußfähig und zärtlich zu sein, was den Kreis zwischen Geist und Seele und Körper schließt. Rat holen bei körperlichen, geistigen und seelischen Entwicklungen verhindert die Verhärtung einer Person, die alles schon zu wissen glaubt. Und letztlich gilt der alte Satz noch immer: Wer gibt, dem wird gegeben: Gelebte Verantwortung bringt eine wunderbare Lebenskraft zurück.

Noni ist eine edle Pflanze, welche eine geistige Wachheit, Ausgeglichenheit und Leistungskraft vermittelt, um ein verantwortliches Leben zu führen. Denn die geistige Übung braucht einen gesunden Körper, der fit und leistungsfähig erst die Basis für den klaren Verstand bildet. Und jeder gesunde Körper erfordert einen wachen Verstand, der die Herausforderungen erkennt und handelt.

Es liegt kein Bericht vor, in dem Noni als Aufputschmittel beschrieben wäre, wie beispielsweise die Alkaloide Kokain oder Koffein; Noni wirkt nach allen vorliegenden Berichten, Erfahrungen und Forschungen regulierend, stärkend und ausgleichend. Es gibt ernstzunehmende Hinweise, daß Noni das Verlangen nach Drogen, wie Alkohol, Schmerz- und Aufputschmittel sowie Nikotin zurückdrängt; der Körper wird entgiftet und entsäuert. Damit steigt auch die Lebensqualität – die Erfolgserlebnisse im Beruf und Sport nehmen zu.

Krankheiten als Krisen

Krankheiten haben viele Ursachen. Eine Grippe bekommt der eine trotz eines dicken Pullovers, die Nachbarin dagegen läuft aktiv in leichter Kleidung, ohne Schniefnase und schmerzende Glieder durch den trüben November. Schwere Krankheiten lassen sich nicht so einfach begründen. Eines ist sicher: Mit einer Krankheit wird eine Aufgabe gestellt, die anzunehmen oder abzulehnen eine wichtige Entscheidung darstellt. Um diese Aufgabe zu erkennen und einzuordnen, muß der Betroffene klar und schmerzfrei denken und fühlen können oder in die Lage dazu versetzt werden.

Heilpflanzen bieten einen ungeheuren Vorteil, den man im Labor kaum nachbauen oder verstehen kann: Die einzelnen Wirkstoffe stehen im richtigen Umfeld zur Verfügung, in dem sie erst ihre volle Wirksamkeit entwickeln. Sie entfalten ihre optimale Wirkung in einem fein abgestimmten und regulierten System: Ein »Zuviel« kann genauso verheerend sein, wie ein »Zuwenig« eine Lawine von unerwünschten Ereignissen nach sich ziehen kann. Das Milieu kann zu sauer oder zu alkalisch sein, zu viel des gleichen Wirkstoffs kann hemmen, und wenn bestimmte Partner fehlen, mag der einzelne Stoff seine Aufgabe nicht optimal erfüllen.

In den vorigen Kapiteln konnte gezeigt werden, wie Noni die körpereigenen Kräfte des jeweiligen Organismus unterstützt und mobilisiert. Die Sammlung und Stärkung der geistigen Kräfte setzt voraus, daß die körperlichen Zyklen optimal aufeinander eingestellt sind. Da Noni nach den vorliegenden Erfahrungen altersgemäß und, je nach individuellem Zustand des Menschen, auch individuell regulierend wirkt, ist die Einnahme jederzeit angezeigt. In den bisherigen Forschungen und Erfahrungsberichten wird von überwiegend positiven bis überraschend guten Besserungen des Allgemeinzustandes berichtet.

Heilungsprozesse finden statt, wenn im Organismus sozusagen »aufgeräumt« wird. Gifte werden ausgeschieden, feindliche Organismen getötet, altes Material wird weggeräumt, neues wird geschaffen. Der Zustand des »Gesundseins« ist dann erreicht, wenn in dem aufgeräumten Organismus die einzelnen beteiligten Stoffe optimal ihre speziellen Leistungen in dem feingesponnenen Netzwerk vollbringen können.

Das Wunder, daß schon im gesunden Menschen in jeder Sekunde zehn Millionen Zellen sterben und ersetzt werden, daß alle Nahrungsmittel und Stoffe mit höchster Präzision an die jeweils richtige Stelle fließen, ist für den menschlichen Verstand unbegreiflich. In einem geschädigten oder kranken Organismus laufen viele Prozesse mit höherer Geschwindigkeit, andere sind verlangsamt oder fallen ganz aus.

Es ist einsichtig, daß es in diesem komplizierten Zusammenspiel zu Fehlregulationen kommen kann. Ein intakter Organismus kann eine Fehlregulation schnell und effektiv ausgleichen. Ein kranker Organismus, eine verletzte Seele oder ein unkonzentrierter Geist stören die Selbstheilungskräfte, die darin bestehen, alle diese unterschiedlichen Flüsse und Ströme von Proteinen, Lipiden, Enzymen, Nukleinsäuren, Vitaminen usw. wie in einem riesenhaften Orchester zu takten und zum Klingen zu bringen. Dies ist keine Leistung einer Maschine, sondern ein Zusammenspiel sehr unterschiedlicher Intelligenzen, die sich in einer langen Entwicklungsgeschichte auf symbiotische Lebensformen eingelassen haben.

Ein Beispiel für eine solche Kooperation findet sich in den Zellen: Die Mitochondrien waren in einer frühen Zeit der Evolution einmal ein eigenständiges Lebewesen. Jede gesunde Zelle verfügt über eine eigene »Intelligenz«, die auf symbiotischen und zyklischen Bewegungen aufgebaut ist. Abertausende Prozesse werden sinnvoll so getaktet, daß die Zelle ihren

Beitrag zum Gesamtorganismus leistet. Informationen werden ausgetauscht, Warnungen über Veränderungen versandt, die Zellwände geöffnet oder geschlossen usw. Alles wird dem übergeordneten Ziel untergeordnet, die Funktionen der Zelle und schließlich des ganzen Organismus zu erhalten. Sogar der eigene Tod wird willig angenommen, wenn irgendein lebenswichtiger Bestandteil, wie der Reparaturmechanismus für die Eiweißsynthese, versagen. Dieser gesteuerte Zelltod (Apoptose) ist Bestandteil einer gesunden Entwicklung: Der Tod ist Bestandteil eines jeden Zyklus. Erst wo der Tod ausgeschaltet wird, entsteht der Krebs. (Um einem Mißverständnis vorzubeugen: Diese Sätze können nicht einfach auf die gesellschaftliche Wirklichkeit übertragen werden!)

Um die Regelung aller zellularen Prozesse so zu erhalten, daß eine optimale Leistungsfähigkeit entsteht, müssen dem Körper bestimmte Stoffe zugeführt werden. In Noni sind dies Noni-PPT und das Xeronin-Modell sowie die anderen einzigartigen Stoffgemeinschaften.

Selbstheilungskraft: Die Intelligenz des Körpers

Intelligenz beschreibt die Fähigkeit, das Richtige zur richtigen Zeit am richtigen Ort zu tun und aus eventuellen Abweichungen oder Fehlern zu lernen, das Gelernte wird bei der nächsten Handlung umgesetzt. Wenn beispielsweise ein weißes Blutkörperchen zu einer Wunde eilt, weiß es genau, wohin es fließen muß und was es bei seiner Ankunft tun muß. Vollkommen spontan und ohne Fehler fängt es mit höchster Präzision seine Arbeit an und versiegelt die Wunde, verklebt die Ränder so, daß die Zellen in die Lage versetzt werden, wieder einen Verbund herzustellen.

Diese Intelligenz ist um so beeindruckender, je deutlicher die Anpassungsfähigkeit solcher Prozesse hervortritt. Jeder Arbeitsschritt ist vollkommen geordnet und folgt einem präzisen Ablauf. Und doch ist jeder Schritt revidierbar oder wandelbar. Am deutlichsten wird diese Lernfähigkeit bei Einzellern oder Viren, die gegen einen Stoff eine Resistenz entwickeln, indem sie ihre Arbeitsprozesse entsprechend neu ordnen.

Wie bei einer Münze zeigt eine Anpassung jedoch zwei Seiten: die Fähigkeit zu lernen und die Schwäche im Lernprozeß. Wenn ein Organismus eine neue Ordnung* herstellen muß, sind die Dinge für einige Zeit nicht optimal aufeinander eingestellt. Dann ist die Regenerationsfähigkeit gefährdet, da in dieser Übergangsphase zwei Ordnungssysteme bestehen, die beide gesteuert werden wollen.

An dieser Stelle seien nur einige wichtige Übergänge beispielhaft genannt: die Lebenszyklen, die Jahreszyklen und die Tageszyklen. Im Lebenszyklus sind Geburt, etwa das 7. Jahr in der Kindheit, die Pubertät, die Mitte der zwanziger Jahre und dann etwa alle 14 Jahre solche wichtigen Übergänge. Solche Übergangsphasen gehen mit tiefgreifenden körperlichen Veränderungen einher. Jede körperliche Veränderung fordert eine neue geistige Haltung. Dieses Wissen kennen die alten Wissenssysteme genau. Das Wissenssystem des Yoga führt beispielsweise zu einer Einstellung, die aus der Körperhaltung einen inneren Wandel erzeugt, der Geist und Seele erreicht und dann auch den Körper formt.

Im Jahreslauf sind die Übergänge zwischen den Hauptjahreszeiten Sommer und Winter, im Tagesablauf zwischen Tag

---

* Diese Aspekte vom Leben beschreiben Ervin Schrödinger in »Mein Leben« und Lynn Margulis in »Leben«.

und Nacht sensible Wandlungszeiten. Vieles deutet darauf hin, daß Noni Prozesse der Wandlung im Lebens-, Jahres- und Tageslauf in einer Weise unterstützt, daß die im jeweiligen Geist und Körper liegenden Potentiale und Ressourcen optimal zur Entfaltung kommen können.

Die Wandlung des Alters weist in die letzte individuelle Wandlung des Körpers, den Tod. Daher sind die körpereigenen Prozesse nicht mehr auf die Zeugung von Leben, die Reproduktion und die Selbstheilung ausgerichtet. Es sind geistige Wandlungen, die den weltlichen Bezug durchbrechen und je nach der geistigen Reife und Entwicklung des Individuums größere Zusammenhänge erkennen und verarbeiten können. Nicht mehr die körperliche Erneuerung, sondern die Weitergabe von Wissen steht im Mittelpunkt. Das Törichte des spektakulären Rufes »forever young« wird damit deutlich: Nicht ewige Jugend, sondern altersgemäße Lust und Leistungsfähigkeit bedeuten ein erfülltes menschliches Leben, das in jedem Alter seine angemessene Form findet.

Männer altern früher als Frauen; physiologisch ist der Alterungsprozeß ein anderer. Das vielfach zu beobachtende Drama des Alterns aber wird durch eine geistige Haltung ausgelöst, da sich Männer und zunehmend auch Frauen im Alter oftmals keine neuen Aufgaben setzen. Frauen vollbringen als Mittelpunkt der jeweiligen Lebensgemeinschaft oft noch Vielfältiges und Sinnstiftendes. Damit wird auch die Problematik deutlich, die für alte Menschen entsteht, die allein leben müssen. Um das zu verhindern, müssen neue soziale und kulturelle Gemeinschafts- und Lebensformen entwickelt werden – eine Aufgabe für Männer und Frauen gleichermaßen.

Wie selbstgestellte Aufgaben wirken, haben mit Charlie

Chaplin und Picasso Männer vorgelebt: Sie haben ihr Leben aktiv, kreativ und sinnlich gestaltet, und sind dadurch (»jugendlich«) frisch und wach bis ins hohe Alter geblieben. Die stillen Leistungen der Frauen sind nicht so spektakulär, jedoch nicht weniger genial. Hier sei dem geneigten Leser angeraten, die eigene Nachbarschaft, Bekanntschaft und Verwandtschaft zu durchforsten, um auf die Heldinnen des Alltags zu stoßen. Das Ratespiel geht weiter, wenn die Frage gestellt wird: Welche berühmten und aktiven Frauen kennen Sie?

Aktivität braucht neben Kompetenz und Tätigkeit auch die richtigen Ressourcen – Stoffe, von Molekülen über Proteine, Zellen bis zu den Organen, die ein optimales Zusammenspiel von Körper, Seele und Geist ermöglichen. Noni scheint dem Körper die Stoffe in einer Zusammensetzung zu geben, die jeden Wandel zwischen Geburt und Tod frisch und mit großer kreativer Kraft zu durchleben hilft, indem die Zyklen so versorgt werden, daß sie auch unter veränderten Bedingungen immer wieder optimal aneinander angepaßt werden.

Die Wirkungsweise von Noni zeigt sich auch in der Unterstützung von körperlichem Training, wer Sport- oder Bewegungstraining macht, weiß, daß der Aufbau des Körpers nicht aus den gestemmten Kilos oder gelaufenen Kilometern resultiert, sondern eine disziplinierte Arbeit des Geistes ist. Ein dem individuellen Zustand angemessenes, geistig-körperliches Training führt zu einem ausgewogenen Wachstum der Muskulatur; bei Einnahme von Noni sind die Ergebnisse der Zunahme der Muskeln von jung bis alt deutlich besser, eine fast jugendliche Straffheit entwickelt sich.

Auch die sinnliche Erlebenskraft, das zärtliche Gleiten, das Gefühl und die Ausdauer in der Sexualität entfalten sich. Eine der wenigen Verwendungen, die in der indischen Literatur über die Verwendung der *Morinda citrifolia* verzeichnet ist, betrifft die Standhaftigkeit des Mannes in der Sexualität. *Ananga Ranga* schreibt in der *orientalischen Liebeslehre**: »Nimm einige Körner des schwarzen Pfeffers *(Piper nigrum)*, Kerne vom Stechapfel *(Dalura metel)*, eine Schote Pinpalli – *(Piper longum*, der langsam wirkenden Pfeffer ergibt) oder Betelpuder *(Areca catechu)* – mit der *Lodhra*-Schale *(Morinda citrifolia)*, die man sonst zum Färben benützt; verreibe es mit hellem Honig und reibe es auf das Lingam (Penis). Dieses Mittel ist unübertrefflich.«

Wichtige Untersuchungen

Die Untersuchungen, die Dr. Salomon** 1997 und 1998 an über 8000 Patienten vornahm, zeigen, daß 6240 von ihnen eine deutliche Besserung ihres Allgemeinbefindens beschrieben und viele von ihnen einen schnelleren Heilungsprozeß feststellten. Die einzigartige Mischung von Wirkstoffen unterstützt bei allen Säugetieren Heilungsprozesse mit ausgezeichneter Wirkung so, daß Noni bei Mensch und Tier außergewöhnliche Ergebnisse zeigt.

Die Berichte bestätigen, daß durch Noni Nahrung besser verwertet wird und die einzelnen Stoffe sowie die wirkenden Prinzipien der Stoffgemeinschaften in Noni ein gutes Gleichgewicht in den Körperfunktionen verbunden mit mehr Energie erzeugen. Die Arztberichte zeugen davon, daß die Dosis verordneter Medikamente bei optimierten Wirkungen redu-

---

* Ananga-Ranga: Orientalische Liebeslehre, München 1985 (Goldmann).
** Dr. Salomon befragte Patienten von 50 Gesundheitsfachleuten.

Krankheitsbild	*Anzahl der Betroffenen*	*Noni hat geholfen in %*
Krebs (Erleichterung, Symptomverbesserung)	847	67
Herzanfall (Erleichterung)	1058	80
Schlaganfall	983	58
Diabetes Typ 1 und 2	2434	83
Steigerung der Energie usw.	7931	91
Stärkere Sexualität, mehr Lustempfinden	1545	88
Muskelzunahme (Bessere Ergebnisse beim Body Building)	709	71
Übergewicht (wesentlich an Gewicht verloren)	2638	72
Bluthochdruck abgesenkt	721	87
Rauchen aufgehört	447	58
Arthritis (weniger Symptome)	673	80
Schmerzen und Kopfschmerzen gelindert	3785	87
Depressionen (weniger Ängste)	781	77
Allergien (weniger Symptome)	851	85
Bessere Verdauung	1509	89
Freieres Atmen	2727	78
Besseres Durchschlafen	1148	72
Nachlassen der Verwirrtheit, klareres Denken	301	89
Zunehmendes Wohlgefühl	3716	79
Geistige Wachheit und zunehmende Beweglichkeit	2538	73
Nierenprobleme verbessert	2727	66
Bessere Bewältigung von Streß	3273	71

Salomon weist bei den Prozentzahlen auf Folgendes hin: Die Mehrzahl der Noni-Nutzer, die ein nicht befriedigendes Ergebnis mitteilten, nahmen Noni zumeist in zu geringen Dosen und/oder eine zu kurze Zeit. *Quelle:* Neil Salomon, Noni, Nature's Amazing Healer, Seite 46.

ziert werden konnte. Als wichtig wurden immer wieder die stark analgetischen (schmerzstillenden) Wirkungen von Noni betont.

Nebenwirkungen sind aus den bisher vorliegenden Berichten nicht bekannt. Umgekehrt scheint Noni in vielen Fällen Nebenwirkungen von Arzneigaben zu reduzieren, wobei noch erforscht werden muß, ob dies durch die Möglichkeit, die Medikamentengabe zu verringern, oder durch die optimierte Resorption (Aufnahme) der Wirkstoffe bei besserem Allgemeinbefinden geschieht.

Insgesamt liegen noch große Forschungsaufgaben vor einer neuen Pharmazieforschung, die nicht mehr nur Einzelstoffe sucht, sondern das organische Zusammenspiel von Stoffgesellschaften in ihren Blickpunkt rückt.

Körpersysteme, auf die Noni wirkt

Noni ist kein Allheilmittel. Vielleicht ist es nicht einmal eine Arznei im Sinne der Schulmedizin. Die Gesellschaft der Wirkstoffkomponenten aber erlauben dem menschlichen Geist-Seele-Körper, seine eigenen Kräfte gut zu mobilisieren und so in einem immer wieder erreichten Gleichgewicht allen Angriffen zu trotzen.

In ihren Untersuchungen zeigten die hawaiianische Pharmazeutin Dr. Hirazumi und der amerikanische Arzt Dr. Salomon die Organe und Organsysteme, die auf Noni gut ansprechen. Erfahrungsberichte sind keine Beweise, oft kann man nicht einmal eine logische Begründung finden. Die Beispiele geben aber ein Gefühl dafür, wie Noni wirkt, und zeigen den Weg künftiger ganzheitlicher Forschungsarbeit.

Erfahrungsberichte

Es existieren im Internet inzwischen viele hundert Berichte von Betroffenen. Diese abzurufen und sich mit ihnen zu beschäftigen überlasse ich jedem einzelnen. An dieser Stelle beschränke ich mich zum einen auf das Buch des amerikanischen Arztes Dr. Neil Salomon: *Noni, Nature's Amazing Healer. A 2000-year-old tropical secret that helps the body heal itself** und meine eigenen positiven Erfahrungen, die ich in den letzten Monaten mit Noni in meiner Familie und meinem Freundeskreis machen durfte.

Leistungsfähiger werden und Schmerzen lindern

Dr. Steve Schechter (Natural Healing Institute, Encinitas, Kalifornien) berichtet von einem Marketing Direktor eines Fitneßclubs in Dallas. Sein hartes Training hatte zu Schmerzen in den Knien und anderen Beeinträchtigungen geführt. Mit der Einnahme von Noni verschwanden nicht nur die Schmerzen, sondern die gleichmäßige Leistungsfähigkeit nahm zu und der Körper regenerierte sich. Dr. Salomon berichtet von zwei Athleten aus Portland in Oregon, daß sie im harten Training unter starken Muskelschmerzen litten, die mit Noni nicht nur verschwanden, sondern die Leistungsfähigkeit wurde sogar noch verbessert. Meine eigene Erfahrung ist, daß ich seit der Einnahme von Noni leistungsfähiger, konzentrierter und ausdauernder bin.

---

* Salomon Neil: Noni, Nature's Amazing Healer. A 2000-year-old tropical secret that helps the body heal itself. Pleasant Grove (Woodland Publishing) 1998

Entzündungen

Dr. Salomon berichtet von seiner Patientin Lisa, die durch einem Autounfall einen Bruch an einem Halswirbel erlitt. In zwei Operationen (Laminektomie und Versteifung) wurde sie wiederhergestellt, bildete dann aber eine Arthritis aus. Sieben Jahre Leben unter Schmerzen, die Einnahme von Schmerzmitteln mit den dazugehörigen Nieren- und Leberleiden folgte, bis sie auf Noni stieß. Eigentlich wollte sie Noni nehmen, weil sie gehört hatte, daß es Entzündungen an den Gelenken zum Abklingen bringe, und sie hatte stark entzündete Kniegelenke. Schon wenige Tage nach Beginn der Einnahme von Noni aber klangen nicht nur die Knieentzündungen ab. Es verschwanden auch die Schmerzen, und bei der nächsten Untersuchung stellte der behandelnde Arzt fest, daß die Organschäden sich besserten.

Meine eigene Erfahrung ist, daß die Arthrose meiner 75-jährigen Mutter sich in kurzer Zeit besserte und sie ausgeglichener auf die Anforderungen eines noch immer aktiven Lebens reagieren konnte.

Migräne

Die Untersuchung von Dr. Salomon weist eine hohe Erfolgsrate bei Migräne und Kopfschmerzen aus, die nach den bisher vorliegenden Erfahrungsberichten ohne Nebenwirkungen erreicht wird. Aus der Praxis von Dr. Schechter berichtet er von einem Fall eines jungen und athletischen Mannes, der von chronischen Schmerzen im Schulterbereich und etwa zwei Migräneanfällen pro Woche geplagt wurde. Selbst starke Schmerzmittel zeigten keinerlei Wirkung mehr. Mit Noni konnte nicht nur eine kurzzeitige, sondern eine andauernde

Schmerzfreiheit erreicht werden, die zum Berichtszeitpunkt
1998 schon sieben Monate andauerte.

Krebs

Ein für mich beeindruckender Bericht stammt von einer jungen und sportlichen Krankenschwester aus Süddeutschland,
die einen Leberkrebs ausgebildet hatte (nach einer falsch behandelten Infektion mit Hepatits-A-Viren) und von der Schulmedizin aufgegeben war. Ihr wurde geraten, Noni zu nehmen,
was sie in sehr hohen Dosen (zirka ein Liter pro Tag) über zwei
Monate tat. Sie ist heute krebsfrei.

Zunahme von Energie und Leistungsfähigkeit

Ron, ein Investmentbanker aus Sacramento in Kalifornien
bringt es auf den Punkt: »Ich starte jeden Morgen mit Ergänzungsmitteln. Diese Kombination gibt mir einen unvergleichlichen Energieschub. Dabei fand ich heraus, daß ich die Hochs
und Tiefs vermeiden kann, die durch Kaffee und andere koffeinhaltige Produkte ausgelöst werden. Die Energie hält über
den Tag und ich bin in der Lage, mehr und konzentrierter zu
arbeiten als zuvor. Seit ich Noni nehme, mache ich die dramatische Erfahrung, daß meine Regenerationszeiten kürzer
sind. Ich bin nicht mehr so leer und ausgebrannt nach harten
Arbeitstagen. Ich bin nicht mehr so matt, ich fühle mich besser und leistungsfähiger – und muß jedem von diesem unglaublichen Nutraceutical erzählen.«

Skelett und Muskulatur

Ein eigenes Erlebnis aus den letzten Monaten sei hier als Beispiel genannt. Eine Freundin und Kollegin zog sich eine Verstauchung und Bänderriß am Fuß zu. Zu dieser Zeit nahm sie schon Noni. Der behandelnde Arzt konnte schon nach wenigen Tagen feststellen, daß die Schwellung und das Hämatom verschwanden. Doch sie packte so der Übermut, daß sie sich am gleichen Fuß noch einmal verletzte: Dieses zeigt die Gefahr von Noni, daß die schnellen Erfolge, die sich in Schmerzfreiheit, Entzündungshemmung und einem guten Heilungsprozeß ausdrücken, zu einer weiteren Überlastung führen können. Zwar scheinen auch mechanische Schäden schneller zu heilen, sie bedürfen aber trotzdem auch mit Noni einer Ruhephase.

Atemwege

Ein kleines Wunder erlebten wir, als eine fitte Endfünfzigerin – Bauamtsleiterin aus unserem Bekanntenkreis – begann, Noni zu nehmen. Ganz Frau und voll im Beruf, achtete sie im beruflichen Alltag nicht auf ihr Asthma. Die Nächte wurden aber oft zur Qual, da die kollabierenden Bronchien sie am Einschlafen hinderten. In einem freudigen Anruf berichtete sie, daß sie nach zwei Tagen Noni schon frei atmen konnte, durchschlief und die Beschwerden abklangen.

Herz- und Kreislaufsystem

Hier beschreibe ich nur meine eigene Erfahrung: Meine Achillesferse ist das Herz. Soweit ich meine männlichen Vorfahren überschaue, litten in den letzten drei Generationen (Vater, Großvater, Urgroßväter und andere Männer) viele an Herzinfarkten oder -schlägen, teilweise mit direkter Todesfolge. Nach bitteren beruflichen und privaten Erfahrungen folgte ich dieser Linie mit einem Vorderwandinfarkt, den ich gut überstand. Seit Jahren schon übe ich regelmäßig Qui-Gong und arbeite mit Jin-Shin-Jiutsu, so daß ich die Klinik innerhalb kürzester Zeit beschwerdefrei und ohne Narbe am Herzen verlassen konnte.

Nur hatte sich mein Herz-Kreislauf-System auf einem neuen Level eingependelt. Mein Blutdruck lag nun über 210 zu 110 und war auch mit Chemie nicht davon zu überzeugen, daß wir diesen Druck kaum gut überleben werden. Auch die eingesetzten Methoden aus der chinesischen Medizin regelten die Werte nur kurzzeitig nach unten.

Mit dem Beginn der Noni-Einnahme sanken die Werte kontinuierlich auf 150 zu 90. Heute lebe ich mit einem Wert von 130 zu 80, wenn ich zusätzlich etwa zweimal wöchentlich eine halbe Dosis eines Mittels (Enalaprilhydrogenmaleat) einnehme: Dies bedeutet, daß ich gerade mal ein Zehntel der verschriebenen Dosis nehme. Zugleich ist meine Leistungsfähigkeit noch einmal deutlich gestiegen.

Modulierende Wirkung von Noni
In den Berichten wird deutlich, daß Noni nicht eine einseitige Wirkung entfaltet, sondern gleichmäßig die Stabilisierung des ganzen Organismus unterstützt. Die einzige Gefährdung geht davon aus, daß man sich wieder zu schnell zu viel vornimmt.

Noni im klinischen Einsatz
Der klinische Einsatz von Noni ist nicht erforscht, mehr noch, er wird zur Zeit nicht einmal bedacht. Die Berichte von Heilungserfolgen stammen entweder aus den Ambulanzen und Praxen von Ärzten und Heilpraktikern oder von verzweifelten Menschen, die zumeist allein nach neuen Wegen der Heilung von ihrem Leiden suchen.

Vieles deutet darauf hin, daß gerade die Klinik von dem Einsatz der *Morinda citrifolia* profitieren kann. Der Krankenhausaufenthalt wird heute immer mehr zu einem Risiko. Beispielsweise 30 Prozent der Staphylokokken, der häufigste Keim in Krankenhäusern, sind bereits gegen die Standard-Antibiotika resistent. Gerade gegen die in Kliniken weit verbreiteten Staphylokokken und Salmonellen wirkt Noni, wie eine Reihe von Untersuchungen zwischen 1950 und 1988 zeigen konnte. Und der Handlungsbedarf steigt weiter. Die Ärzte-Zeitung berichtet von über 500 000 Infektionen im Jahr, die mehr Tote nach sich ziehen als Unfälle im Straßenverkehr.

In den Kliniken machen den Ärzten außerdem multiresistente Tuberkulosebazillen und Salmonellen zu schaffen. Harnwegsinfekte, Wundinfektionen und Blutvergiftungen sind an der Tagesordnung. Und eine wachsende Zahl von Keimen sind völlig unempfindlich selbst gegen die stärksten Antibiotika. Seit man nachgewiesen hat, daß Bakterien ihre Resistenzeigenschaften sogar untereinander austauschen und dann mehrere gleichzeitig entfalten können, grassiert die Angst vor total resistenten Superkeimen.

Noch vor kurzem fühlten sich Pharmaforscher und Mediziner mit einem Arsenal von 13 Hauptklassen von Antibiotika und über 100 Präparaten auf der sicheren Seite. In den achtziger Jahren wurde in der irrigen Meinung, das Problem der Infektionskrankheiten gelöst zu haben, weltweit nur noch mit vermindertem Einsatz nach neuen Antibiotika gesucht. 1996 meldete die WHO in ihrem Jahresbericht: »Wir stehen bei den Infektionskrankheiten am Rande einer globalen Krise. Kein Land ist sicher. Kein Land kann es sich leisten, die Bedrohung weiter zu ignorieren.« Die WHO beklagte außerdem, daß »zu wenige neue Medikamente gegen Keime derzeit in der Entwicklung sind, um die unwirksamen Antibiotika zu ersetzen.«*

Zur Zeit stehen dem Einsatz von pflanzlichen Mitteln eine Reihe von Widerständen entgegen. Das einseitige Konzept der Wirkung eines Stoffes auf ein Symptom und die Vorstellung der Ärzte, Heilung durch »Eingriffe oder Interventionen« herbeizuführen, versäumen es, den Patienten selbst zu einer stärkeren Abwehr zu verhelfen. Vielmehr wird nur die Fehlfunktion gesondert beachtet.

Die Funktionsweisen der Selbstheilungskräfte werden wenig untersucht und noch längst nicht verstanden. Es werden für überraschende Heilungen Placebo-Effekte oder Spontanheilungen verantwortlich gemacht, was relativ dürftige und unwissenschaftliche Beschreibungen für das Verhalten eines Systems** sind. Wichtige und weit verbreitete Leiden werden als »in der Ursache unbekannt« klassifiziert. Dazu gehören alle Autoimmunkrankheiten und viele andere schwere Erkrankungen. AIDS gehört durchaus dazu, denn es ist bekannt, daß der Virus schon lange existiert, seine Schädlichkeit für den Menschen jedoch erst vor wenigen Jahren entfaltete.

Der Klinikbetrieb ist zu komplex, um im Detail die Qualität der hygienischen Bedingungen zu sichern. Großtechnische Anlagen wie Klimaanlagen sind beliebte Lebensräume für alle möglichen Lebensformen von Einzellern bis zu Kleinsäugern. Und einzellige Lebewesen schätzen aggressive Sauberkeit hoch, die in sensiblen Bereichen, wie Operationssälen

---

* Wettlauf mit der Zeit von Claudia Gottschling. (12. 11. 1999) in http://www.lifescience.de/artikel/02165/index.html.
** siehe Kapitel »Nebenwirkungen«.

oder Wachstationen, gepflegt werden. Die geschwächten Menschen und die vielen Besucher und Mitarbeiter bieten wunderbare Lebensräume für eine Unzahl von Wesen.

Hygiene ist grundlegend wichtig, und die Chemie stellt ausgezeichnete Hilfsmittel zur Verfügung. Hygiene allein den chemischen Stoffen zu überlassen reicht jedoch nicht aus. Pflanzen wie Noni stärken die Fähigkeiten der einzelnen geschwächten Körper zur Selbstheilung in einer Weise, die über Jahrtausende in einem evolutionären Prozeß entstanden ist. Die Erweiterung der Klinik um diesen Faktor setzt eine rationale und offene Auseinandersetzung mit einem neuen Verständnis von Heilung und den Wirkmechanismen von Heilpflanzen voraus.

Dr. Salomon hat gute Erfahrungen mit Noni im Klinikeinsatz gesammelt und nennt folgende Einsatzgebiete, in denen Noni die klassischen Therapien effektiv unterstützt. Er hat diese Übersicht aus seinen klinischen Erfahrungen in der Arbeit mit seinen Patienten an den John-Hopkins-Kliniken zusammengefaßt:

- *Abschwellen von Schleimhäuten* – Erkältungen, Asthma, Bronchitis
- *Übersäuerung des Magens* – Gastritis, Magen- und Darmgeschwüre, saures Aufstoßen
- *Autoimmunkrankheiten* – Rheumatische Arthritis, Psoriasis (Schuppenflechte), Diabetes mellitus Typ 2, Schilddrüsenentzündungen, Morbus Crohn, Lupus erythematodes.
- *Infektionen* – Herpes Typ 1 und 2, chronische Hepatitis, Bekkenentzündung, postvirales Syndrom, Pankreatitis (Bauchspeicheldrüsenentzündung), virale Schilddrüsenentzündun-

gen, Infektionen mit Hefe- und Pilzkeimen (verdorbene künstliche Zusatzstoffe in Großküchen-Essen, Vaginalentzündungen, Soor usw.).

- *Krankhafte Veränderungen im Gewebe* – Fibrome (Bindegewebewucherungen), Arteriosklerose, Warzen, Zusammenbruch der Abwehr gegen maligne Zellen, was zu Krebs führen kann.

- *Immunschwäche und Energiemangel* – Virusinfektionen, insbesondere Epstein-Barr und HIV, Candida-Infektionen, mangelnde Lebensenergie und veränderter Energiestatus, Streß.

Noni in der Tierarztpraxis

Wer durch den Busch in Polynesien streift, kann leicht die Beobachtung machen, wie sich die Schweine dort nicht – wie in Frankreich – über die Trüffeln hermachen, sondern gezielt in die Noni-Sträucher gehen, um sich den Wanst mit den Früchten vollzuschlagen. Unter den Einheimischen ist klar, daß die ausgezeichnete Gesundheit und Vitalität ihrer Schweine von Noni stammt. Und die Schweine auf den Inseln, auf denen Noni wächst, wirken wirklich kräftiger und fitter als ihre frei lebenden Vettern an anderen Orten.

Die Berichte von Dr. Gary Tran, der an einer Tierklinik in Kentucky arbeitet, sind beeindruckend. Dr. Tran war in der ersten Begegnung mit Noni sehr skeptisch. Im täglichen Einsatz konnte er aber Heilungserfolge mit Noni erzielen, die er nicht erwartet hatte.

Seine antiviralen und keimtötenden Eigenschaften empfehlen Noni als Antibiotika-Ersatz, der in Verbindung mit anderen pflanzlichen Stoffen eine völlig veränderte Tieraufzucht erlauben würde. Auch sind die Zunahme der Muskelmasse und die Verbesserung der Abwehrkräfte Eigenschaften, die für den Einsatz von Noni im Rahmen einer artgerechten Tierhaltung sprechen. Dies ist ein Zukunftsfeld für die Tierzucht.

Alphabetische Übersicht

Die hier beschriebenen Krankheiten bilden eine Auswahl, die auf Forschungsberichten, ersten eigenen Erfahrungen und Gesprächen basieren. Da Noni in Europa zur Zeit noch schwer zugänglich ist, ist die Erfahrungsbasis noch sehr schmal.

Sie kann auch keine Vollständigkeit beanspruchen. Vielmehr soll sie dem Fachmann und der Fachfrau genauso wie dem Betroffenen eine möglichst umfangreiche Sammlung bieten, von der aus Anwendungen mit Noni allein oder in Kombination mit anderen Anwendungen weiterentwickelt werden können. Daher ist diese Übersicht auch nicht als Hilfe zur Selbstmedikation oder gar als Anleitung zur Therapie mißzuverstehen.

Diese Übersicht dient dem Studium, um die umfangreiche Wirkkraft der *Morinda citrifolia* in Zukunft optimal auch in die Apotheke und eine wirklich moderne Medizin Europas, die sich nicht nur technisch definiert, eingliedern zu können. Viele Anwendungen gehören in die Hand von gut ausgebildeten Heilerinnen und Heilern. Andere Anwendungen können von jedem Menschen in seinen Alltag übernommen werden, um ein glückliches, gesundes und aktives Leben zu führen. Noni soll möglichst vielen Menschen und auch Tieren Nutzen, Kraft und Gesundheit bringen.

Aids

AIDS ist eine Folge einer Infektion durch HI-Viren. Die Viren zerstören die weißen Blutkörperchen und lösen dadurch das »Syndrom der erworbenen Immunschwäche« aus – englisch »Acquired Immune Deficiency Syndrom = AIDS«.

Die Viren haben einen besonderen Mechanismus, um nicht nur Zutritt zu den Zellen der Menschen zu erhalten, sondern sich auch erfolgreich zu vermehren. Statt das eigene Erbmaterial in der DNS zu speichern, liegt es als RNS vor. Die RNS ist ähnlich wie die DNS aufgebaut, hat nur eine andere Funktion. Sie ist in der Zelle die Botin, welche die Herstellung der Eiweiße auslöst und steuert. Wer diese Botenfunktion innehat, hat natürlich eine ausgezeichnete Position.

In zwei Studien konnten die antiviralen und zellschützenden Effekte von Noni gezeigt werden. Die Dosierung richtet sich nach dem Zustand des Patienten. Grunddosis sind etwa 50 ml jeweils morgens und mittags eine halbe Stunde vor dem Essen. Die Dosis kann erhöht werden. Auch bietet Noni AIDS-Patienten weiteren Nutzen durch die Schmerzdämpfung, Modulation des Immunsystems, die Nährstoffe und eine Zunahme des Appetits.

- *siehe auch*
  - Abwehrschwäche
  - Autoimmunerkrankungen
  - Aufnahme von Nährstoffen, Vitaminen, Mineralien, Proteinen
  - Befindlichkeit, Allgemeinbefinden
  - Energie, Leistung
  - Virusinfektionen

Abführen, Verstopfung

Als Abführmittel wurde Noni hauptsächlich in Vietnam, Kambodscha, Laos und Indien eingesetzt.

In Vietnam, den Fidji- und Gilbert-Inseln sowie auf Samoa wird Noni auch gegen Durchfall eingesetzt. Dies deutet auf die modulierende (ausgleichende) Wirkung von Noni hin, über die Funktionskreisläufe liegen noch keine Berichte vor.

Alle außergewöhnlichen Erscheinungen und krankhaften Prozesse, wie blutiger Stuhl, mehrfach übelriechende Ausscheidungen, andauernde Verstopfung oder Durchfälle, bleistift-dünne »Würste« müssen vom Heiler oder Arzt abgeklärt werden. Noni sollte während der Behandlung weiter eingenommen werden, wobei die Dosis erhöht werden kann.

Die Gesundheit des Darms erreicht man mit Bewegung, ausgewogener und mäßiger Ernährung, Vermeiden von Abführmitteln (die auch das wichtige Kalium binden), ein gesundes Immunsystem, regelmäßigen Stuhlgang und die Vermeidung von Stuhlunterdrückung über eine längere Zeit sowie durch eine stabile Psyche. Auf Verdrängung und Verleugnung reagiert der Darm negativ, auf gelebte Verantwortung positiv. Noni unterstützt auch die geistigen Prozesse, indem es die notwendige Energie liefert und so das körperlich-geistige Fundament für die Übernahme der Verantwortung bildet.

Abszesse, Furunkel, Karbunkel

Abszesse sind Ansammlungen von Eiter, die gewöhnlich durch Bakterien verursacht werden. Sie können überall im Körper auftreten. Besonders gefährlich sind sie im Kopf- und Halsbereich und an inneren Organen. Hier muß fachlicher Rat eingeholt werden.

Oftmals sind Staphylokokkeninfektionen die Ursache von Abszessen. Staphylokokken befinden sich beim gesunden Menschen immer auf der Haut und im Nasen-Mund-Raum. Geschwächte oder kranke Menschen können sich leicht infizieren, besonders gefährdet sind Personen mit chronischen Krankheiten, wie Krebs, AIDS, Diabetes, Lungenkrankheiten, mit Hautproblemen, nach Operationen, mit einem schwachen Immunsystem (Strahlenbehandlung, Kortisongaben usw.) sowie Neugeborene.

Eine gute Wirkung zeigt Noni nach den Berichten der Volksmedizin bei Furunkeln und Karbunkeln bei äußerlichem Aufbringen (Applizieren) als Breiumschlag aus den Blättern und Rinden. Bei inneren Abszessen und solchen im Kopf- und Halsbereich ist das Trinken als Tee oder als Saftauszug angesagt, da Noni auch das Immunsystem moduliert und Keime tötet. Die Beobachtung und Behandlung durch einen Facharzt oder Heiler darf dabei nicht unterbrochen werden.

• *siehe auch* Bakterien

Abwehrschwäche

Eine Abwehrschwäche kann vielfältige Ursachen haben, die von A (Abszesse) bis Z (Zahnentzündungen) oder von Entzündungen im Kopf über eine gestörte Darmflora bis zu offenen Füßen reichen kann. Streß, nichtverarbeitete Trauer, Drogenmißbrauch (Nikotin, Alkohol, Süßigkeiten usw.), zu wenig Schlaf, Störungen aus dem Umfeld (Smog, Elektrosmog, Wasseradern, Umweltgifte usw.), Medikamentenwirkungen, Antibiotikafolgen usw. können zu einer Schwächung des Immunsystems beitragen, die sich in einer Abwehrschwäche äußert.

Mandelentzündung, Blinddarmentzündung, Milzprobleme, schmerzende Glieder, Abgeschlagenheit, dauernde Müdigkeit, Fieber, Infektionen, schlechte Blutbedingungen gehören zu den Symptomen.

Die fachliche Abklärung durch einen Arzt oder Heiler ist notwendig. Noni sollte hier stündlich in kleinen Dosen als Tee oder als Saft gegeben werden, wobei die erste Tagesdosis auf nüchternen Magen genommen werden sollte.

Allergie

Jede Form von Allergie gehört fachkundig begleitet. Bei den leichten Formen sind die entzündungshemmenden und schmerzstillenden Eigenschaften von Noni hilfreich; die Atmungsorgane unterstützenden Wirkungen beispielsweise des ➤ Scopoletin-Verbundes erleichtern das Atmen. ➤ Noni-PPT moduliert das Immunsystem.

Bei schweren allergischen Reaktionen gibt es Hinweise, daß gleichzeitige Noni-Gabe die Wirkungen von pharmakologischen und energetischen Eingriffen unterstützt. Da Allergien auch durch Fehler im Enzymhaushalt ausgelöst werden können, verspricht Nonis modulierende Wirkung positive Ergebnisse.

Welche Eigenschaften Noni bei einzelnen allergischen Reaktionen zeigt, harrt weiterer Untersuchungen (genannt seien Heuschnupfen, Dauerschnupfen, Bindehautreaktionen, Nahrungsmittelallergien, anaphylaktische Reaktionen, Nesselsucht, Angioödeme, Mastozytose, ➤ [Belastungs]Asthma usw.) Die Anwendungen von Noni richten sich nach dem Krankheitsbefund und sollten individuell ermittelt werden, beispielsweise durch kinesiologisches Austesten.

Alter

Altern ist Teil des natürlichen Lebensprozesses. Die Diskussionen um ewige Jugend und Jungbrunnen stehen hier nicht zur Debatte. Jeder Mensch kann jedoch seinen Alterungsprozeß bis zu einem bestimmten Maß mitgestalten. Eine ausgeglichene Lebensführung, Bewegung, ausreichend Schlaf und eine mineralstoff- und vitaminreiche Ernährung mit einem reduzierten Fett- und Eiweißanteil helfen am deutlichsten, den Alterungsprozeß aufzuhalten. Berichte von fernen Völkern, beispielsweise der Hunza, die von der Ethnomedizin dokumentiert wurden, zeigen, daß diese Grundlagen wirklich ein hohes Alter bei guter Gesundheit ermöglichen. Nur reicht es nicht, ein einzelnes Mittel einzunehmen.

Dies zeigte das Experiment in der Biosphäre 2. Nach dem Versagen von technischen Versorgungssystemen war eine Gruppe von Menschen gezwungen, über Monate eine ballaststoffreiche Mangelernährung zu ertragen und bei harter Arbeit in einer reinen Umwelt zu leben, die frei von Giften war. Die medizinischen Befunde zeigten später eine Verlangsamung des Alterungsprozesses.

Der Alterungsprozeß wird nach heutiger Auffassung im Wesentlichen durch zwei Faktoren gesteuert: Einmal wird der Mechanismus der Eiweißsynthese durch Schäden an der DNS gestört, und zum anderen gibt es Hinweise, daß jedes Lebewesen mit einem Vorrat an Energie geboren wird, der, wenn aufgebraucht, nicht einfach wieder aufgeladen werden kann. Folgende Mechanismen gehen unter anderem zurück:

Die Fähigkeit, Wasser zu speichern wird schlechter, was zu einem langsamen Austrocknen führt. Ein Grund liegt in einer langsameren Darmfunktion. Bestimmte Wachstumshormone werden nicht mehr gebildet, welche die Erneuerung der Zellen steuern. Die Reparaturmechanismen für die Gene funktionieren immer schlechter, da die Nachbildung nicht jedesmal alle Bausteine wirklich verdoppelt, und im Laufe eines langen Lebens so Schäden vor allem der Eiweißsynthese zunehmen.

Noni scheint die Stoffwechselvorgänge in den Zellen zu unterstützen und so die Reparaturmechanismen wieder anzuregen. Die Darmfunktionen werden unterstützt. Die Aufnahme essentieller Nahrungsstoffe und ihre Verwertung wird verbessert. Der allgemeine Abbau wird gestoppt. Vieles deutet darauf hin, daß sogar die Produktion bestimmter hormoneller Funktionskreise wieder aktiviert wird.

Betont werden muß, daß ohne eigenes Handeln und eine Einstellung der Lebensgewohnheiten auf die Bedürfnisse eines alten Körpers Noni eine geringere Wirkung hat. Bei einer aktiven und gesunden Lebensweise kann Noni aber Wunder wirken! Bei gesunden und lustvoll lebenden alternden Menschen reicht eine jährliche Kur von 100 Tagen mit jeweils 30 ml Noni am Tag, die morgens nüchtern genommen werden. Nach der Einnahme von Noni sollte man zirka 20 Minuten körperliche Übungen an frischer Luft machen – und viel lachen, dies verstärkt die verjüngende Wirkung.

Antioxidantien
siehe Freie Radikale

Arthritis
Als rheumatoide Arthritis werden schmerzhafte Entzündungen der Gelenke bezeichnet, die mit Schwellungen und Ein-

schränkung der Bewegungsgrade einhergehen und auf die Knochen übergreifen können.

Die Dosierung von Noni und die Applikation als Saft oder als Packung auf die entzündete Stelle muß gemeinsam mit dem behandelnden Heiler ermittelt werden. Akute Entzündungen erfordern eine höhere Dosierung von Noni. Das Aufbringen von Noni als Salbe würde sich hier anbieten, leider ist zur Zeit keine Salbe lieferbar.

- *siehe auch* Autoimmunkrankheiten

Arthrose

Arthrosen und Arthritis sind oftmals schwer zu unterscheiden. Arthrose ist eine degenerative Gelenkerkrankung, in deren Verlauf eine grundlegende Schädigung des Gelenkes, der Knorpel und der anschließenden Knochen geschieht. Arthrosen können bei Überbeanspruchung (Alter, Sport) auftreten. Auch im Tierreich sind sie verbreitet, sogar bei den im Meer lebenden Säugern (Walen, Delphinen) ist sie nachgewiesen.

Es wird zwischen der primären (idiopathischen) und der sekundären Arthrose unterschieden. Bei der ersten Form ist die Ursache unbekannt. Die zweite Form geht zumeist mit einer weiteren Krankheit einher (Infektionen, Verletzungen usw.).

Die Grundeigenschaften von Noni sind entzündungshemmend, schmerzstillend und die Selbstheilungskräfte anregend. Die Regeneration der Gewebe (Knochen, Bindegewebe) und die Unterstützung der Muskelentwicklung können den Heilungsprozeß unterstützen. So kann Noni unterstützend wirken, Kortisongaben können (unter ärztlicher Kontrolle) reduziert werden. Zu den Angaben für die Dosierung *siehe* Arthritis.

Asthma, Belastungsasthma

Die Verengung der Atemwege wird durch Reize aus der Umwelt ausgelöst. Reize können bestimmte Stoffe wie Pollen, Rauch, Tierschuppen, kalte Luft, körperliche Anstrengung, oder Belastungen wie Streß oder das Gefühl der Umklammerung oder des Loslassens sein.

Man nimmt an, daß eine bestimmte Zellsorte (Mastzellen) Stoffe (Histamin, Leukotriene) freisetzen, die zu erhöhter Schleimproduktion und einer Sammlung der weißen Blutkörperchen führt. Die Reaktion gleicht der ➤ Allergie und führt zu einem entzündlichen Prozeß.

Die entzündungshemmende und immunmodulierende Wirkung von Noni unterstützt eine Dämpfung. Dr. Dukes Datenbank verzeichnet einen Cocktail von Vitaminen und sekundären Pflanzenstoffen (Alizarin, Karotinoide, Kalzium, Vitamine, besonders C usw.), die die Arbeit der Bronchien und die Regeneration der Schleimhäute unterstützen. Scopoletin werden entspannende, krampflösende und keimtötende Eigenschaften zugeschrieben.

Behandlungen dürfen nicht unterbrochen werden. Die Dosierung richtet sich nach der Schwere der Anfälle. Auf jeden Fall sollte man morgens eine halbe Stunde vor dem Frühstück beginnen. Bei akuten Beschwerden kann man stündlich eine kleine Dosis einnehmen, die man unter die Zunge gibt und langsam im Mund zergehen läßt, so daß die Schleimhäute des gesamten Mund-Rachen-Raumes von Noni benetzt werden.

Aufnahme von Nährstoffen, Vitaminen, Mineralien, Proteinen

Eine verbesserte Aufnahme (Resorption) von Nährstoffen, Vitaminen, Mineralien und Proteinen setzt ein gesundes Verdauungssystem voraus. Für eine gute Verarbeitung und Weiterleitung an die richtigen Stellen im Körper müssen die einzelnen Funktionskreisläufe (Magen-Darm, Blut usw.) gut arbeiten. Dies unterstützt Noni, da es nach den vorliegenden Berichten die Aufnahme von Nährstoffen verbessert. Ein wichtiger Hinweis für Ärzte ist, daß man die Dosierungen von Medikamenten vorsichtig senken kann, wenn man gleichzeitig Noni gibt. Gerade für invasive und stark toxische Medikationen in der Krebs- oder AIDS-Therapie bietet es sich deshalb an, Noni als Zusatz zu geben, da die für den betroffenen Menschen entscheidenden subjektiven Erlebensdimensionen gelindert werden: Für abwehrgeschwächte und unterernährte Menschen ist die Gabe von Noni eine gute Quelle essentieller und lebenswichtiger Stoffe in der richtigen Zusammensetzung und führt zu Schmerzlinderung und verbessertem Allgemeinbefinden.

Autoimmunerkrankungen

Wenn das körpereigene Abwehrsystem sich gegen die eigenen Zellen richtet, spricht man von Autoimmunkrankheiten. Die Auslöser für diese Form der Selbstzerstörung sind weitgehend ungeklärt. Die Behandlungen richten sich nach Schwere und Form der Reaktion.

Noni unterstützt durch seine modulierende Wirkung die Selbstheilungskräfte. Nach den vorliegenden Erfahrungsberichten können beispielsweise Kortisongaben (unter ärztlicher Kontrolle) reduziert werden. Auch wird das Allgemeinbefinden verbessert. Wesentlich ist bei einer solchen Erkrankung, daß eine ständige Begleitung durch eine erfahrene Person sichergestellt ist. Jede Form der Selbstveränderung bedarf immer der Unterstützung, des Feedbacks und der Zuwendung durch eine andere Person, welche einen schützenden Raum schafft und zugleich in den neuen Lebensräumen Begleiter ist.

Bakterien und Mikroorganismen

Noni hat eine starke antibakterielle Wirkung, wie in verschiedenen Forschungsarbeiten nachgewiesen werden konnte, hauptsächlich auf krankmachende Keime wie Salmonellen, Shigellen (die Durchfälle auslösen) und Pilze.

Aus den Forschungsergebnissen läßt sich schließen, daß die Zubereitungsarten die Wirkungsweise wesentlich beeinflussen; auf welche Keime und wie schnell Noni wirkt, unterschied sich je nach Lösungsmittel und Darreichung. Hier sind weitere Untersuchungen notwendig.

Die prophylaktische Noni-Gabe bei Streß, Klimawechsel oder in belasteten Umwelten ist angeraten. Anwendungsbeispiele sind: regelmäßiges Mundspülen und Schlucken mit Tee oder Saft. Das Aufbringen von Noni auf entzündete und offene Körperstellen wirkt lindernd und befördert den Heilungsprozeß.

Bandscheibenvorfall

Zu den großen Volkskrankheiten gehören Rückenleiden, dessen größtes ein Bandscheibenvorfall ist. Nonis Wirkspektrum der Schmerzdämpfung, Bindegewebs- und Muskeltonisierung unterstützt auch Heilungsprozesse nach einem Bandscheibenvorfall. Noni-Einnahme, angemessene körperliche Übungen –

wie Tai-Chi oder Rückengymnastik – und eine disziplinierte Lebensweise unter ärztlicher Beobachtung gehören hier zusammen.

Befindlichkeit, Allgemeinbefinden

Die Komplexität der Aussage, »ich fühle mich besser«, ist einleuchtend, da Frauen und Männer allen Alters und jeden Berufes in allen Lebenslagen und auf allen Erdteilen damit erfaßt werden. Die Quantenmedizin hat herausgearbeitet, daß die Qualitäten der Befindlichkeit davon abhängen, in welcher Klimazone und Kultur das Individuum lebt.

Die ausgleichenden Wirkungen auf die Kreisläufe, die Entsäuerung und bessere Verdauung sowie die optimale Zusammensetzung der in Noni enthaltenen Vitamine und sekundären Pflanzenstoffe unterstützen die Verbesserung des Allgemeinbefindens und die Zunahme an ➤ Energie.

Die überraschend gute Wirkung wird damit nicht erklärt. Dr. Salomons Untersuchung erbrachte immerhin bei 79 Prozent eine Verbesserung des Allgemeinbefindens und bei 91 Prozent eine Zunahme der Energie.

Menschen im Prüfungsstreß, in der Mitte des beruflichen Lebens mit hohen Anforderungen, in Krankheitsverläufen, bei Verlusten oder im Alter berichten von dem überraschend positiven Wandel, den sie mit der Einnahme von Noni erfahren. Ausgeglichenheit und Zunahme von Kraft bilden eine Basis zur Mobilisierung der eigenen Potentiale.

Beriberi (➤ Vitamine)

Beriberi wird auch Reisesserkrankheit genannt, weil sie erstmals bei Menschen entdeckt wurde, die durch den Verzehr von ausschließlich poliertem Reis ohne weitere Beilagen (Gemüse, Salat oder Fleisch und Fisch) eine seltsame Krankheit entwikkelten, die sich darin äußerte, daß sie erst erschöpft und reizbar waren und unter Schlaflosigkeit litten, und dann langsam Nervenschäden ausbildeten. Grund ist ein Mineralstoff- und Vitamin-B-Mangel, besonders Niazin und Thiamin fehlten. Daher sollte man auch polierten Reis meiden, da die Randbezirke und die Silberhaut des Reiskorns die wichtigen B-Vitamine, Kalzium, Natrium und Selen enthalten. Naturreis und parboiled Reis enthalten diese Stoffe noch weitgehend.

Vitamin B_1 befindet sich in der Noni-Pflanze besonders konzentriert in den Blättern, aber auch die Früchte haben einen hohen Gehalt an Vitamin B sowie den wichtigen Mineralstoffen in Verbindung mit den schon beschriebenen Fetten und Flavonoiden. Die Gesundung der Darmflora (➤ Aufnahme von Nährstoffen) und die ➤ Immunmodulation unterstützen den Heilungsprozeß.

Bindegewebserkrankungen

Degenerative Bindegewebserkrankungen gehören zu den Autoimmunkrankheiten, ebenso wie auch die Arthritis. Die chinesische Medizin gibt einen Hinweis darauf, wie die Bindegewebsschwäche zu verstehen ist, wenn sie diese als eine energetische Schwäche des Funktionskreises der Milz deutet. Der Milzmeridian regelt auch Depressionen, Nervosität, Angst und geistige Ermüdungserscheinungen. Er ist der Erde zugeordnet. Dieses alte Medizinmodell könnte man folgendermaßen modern übersetzen: Eine Bindegewebsschwäche ist eine systemische Störung, die mit einer allgemeinen körperlichen und seelischen Schwächung einhergeht. Ein klarer Realitätssinn und eine Stärkung der Gefühle – eine »Erdung der Ziele« – sind die Basis für einen möglichen Heilungsprozeß.

Die Regeneration der Zellen, Harmonisierung und Tonisierung des Immunsystems, Nährstoffzufuhr und die Unterstützung der Geweberegeneration (Muskeln, Haut, Knorpel, Bindegewebe) sind die Wirkkräfte von Noni, das so die Behandlung von Bindegewebserkrankungen unterstützt. Ein Behandlungsplan muß je nach Schwere und Ausmaß der Erkrankung ausgearbeitet werden.

Blutungen, äußere

Die antibakterielle und fungizide (pilztötende) Wirkung von Noni hält die Wunde steril. Ansonsten unterstützt Noni eine schnelle Wundheilung. Das Aufbringen auf die offene Wunde rät sich zur Zeit in unseren Breiten nicht, da entsprechende Zubereitungen nicht im Handel erhältlich sind und eigene Zubereitungen nicht geraten erscheinen.

Blutungen, innere

Innere Blutungen bedürfen immer einer sofortigen ärztlichen Behandlung. Kleinere innere Wunden und blaue Flecken verschwinden nach den vorliegenden Berichten unter Einnahme von Noni schneller, der Heilungsprozeß wird unterstützt.

Blutfette, Cholesterinwerte

Ohne Fette können wir nicht leben. Für die Architektur der Zellwände, den Stoffwechsel, die Energie und den Transport lebenswichtiger Vitalstoffe sind die Fette in den Systemen der Körper-Seele-Einheit essentiell. Nur ist nicht jedes Fett für den Körper gleich gut. Hier darf man sehr mechanisch ein drastisches Beispiel einfügen: Diesel bekommt einem Benzinmotor nicht gut. Aber viele Menschen scheinen ihrem Körper zuzumuten, was sie ihrem Auto nie geben würden. Der Körper unterscheidet sehr genau zwischen gesättigten, einfach ungesättigten und mehrfach ungesättigten Fettsäuren. Jede dieser Fettsäuren hat ihre eigene Aufgabe.

Die Versorgung über Fleisch führt zu einer Füllung der Fettdepots mit gesättigten Fettsäuren, was zu Übergewicht und hohem Cholesterin führt – man spricht auch von »Fleischmast in der Bevölkerung«. Das Gleichgewicht des Fettstoffwechsels entgleist. Im Blut liegen vier Gruppen von Fett-Eiweiß-Verbindungen vor: Chylomikronen, VLDL (very low density lipoproteins = Lipoproteine mit sehr niedriger Dichte), LDL (low density lipoproteins = Lipoproteine mit niedriger Dichte) und HDL (high density lipoproteins = Lipoproteine mit hoher Dichte). Das nicht wasserlösliche Cholesterin wird vor allem mit den LDL transportiert. Da ein erhöhter Cholesterinspiegel die Entstehung von Arterienverkalkung und Herzinfarkt begünstigt, sind LDL- und HDL-Werte von besonderer Bedeutung. Hohe LDL-Werte erhöhen das Risiko der Arterienverkalkung, hohe HDL-Werte wirken dagegen günstig.

Zu viel Fleisch und Alkohol begünstigen die LDL-Bildung. Gemüse, Obst und Agrarprodukte fördern dagegen die HDL-Bildung. In Noni sind das Beta-Sitosterol und die mehrfach ungesättigten Fettsäuren, insbesondere die Linolsäure in Verbindung mit den vor Oxydation schützenden Vitaminen C und A, vorhanden. Noni unterstützt die Senkung des Cholesterins im Blut. Wichtig ist die gleichzeitige Umstellung der Ernährungsgewohnheiten auf eine vermehrte Aufnahme von pflanzlichen Lebensmitteln.

Bluthochdruck (Hypertonie)

Bei Bluthochdruck verengen sich vor allem die kleinen arteriellen Blutgefäße und erschweren so den Abfluß des vom Herzen ausgeworfenen Blutes. Um gegen die Verengungen anzukommen, muß das Herz stärker pumpen. Dadurch steigt der Blutdruck krankhaft an. Werte unter 140/90 mg Hg sind als normal anzusehen, Werte über 160/95 werden in jedem Fall als Bluthochdruck bezeichnet. Den Bluthochdruck begünstigende Faktoren sind erbliche Anlagen, Alter, Übergewicht, Blutfettwerte, Verzehr von zuviel tierischem Eiweiß, Bewegungsmangel, Schlafprobleme, zu hoher Konsum von Koffein, Nikotin und Alkohol, Streß sowie Verluste. Die hohe Kochsalzaufnahme ist inzwischen nicht mehr allgemein anerkannt.

Bluthochdruck ist eine tückische Störung, da er nicht unbedingt Beschwerden verursacht. Mögliche Krankheitssymptome sind Kopfschmerzen, Schwindel, Schlaflosigkeit, Herzbeschwerden und rasche Ermüdung. Bluthochdruck hat schädliche Folgen auf die inneren Organe (Niere, Herz, Leber usw.). Risiken sind Infarkte (Schlaganfall, Herzinfarkt, Thrombosen), Reißen von Gefäßen (Aneurysma), Herzschwäche (Insuffizienz). Therapiemaßnahmen bei Bluthochdruck sind vor allem ein Reduzieren des Körpergewichts bei Übergewicht, die Umstellung der Ernährung und eine Erhöhung der Kaliumzufuhr (Kalium) sowie Bewegung. Bluthochdruck ist behandlungspflichtig!

Als wichtigster Wirkstoff in Noni wird Scopoletin genannt, welches auch blutdrucksenkende Wirkungen hat. Die vielfältigen Vitamine und sekundären Pflanzenstoffe unterstützen die Wirkung. Es liegen mehrere Studien vor, in denen die blutdrucksenkende Wirkung nachgewiesen wurde (Stanford University, UCLA in Los Angeles, Universität von Hawaii, Union College in London und die Universität von Metz in Frankreich). Salomon zitiert eine kleine Studie der Mt. Sinai School of Medicine in New York. Neun Patienten erhielten dabei über 14 Wochen Noni.

Die sechs Männer und drei Frauen wurden unter den Bluthochdruckpatienten der Klinik zufällig ausgewählt. Sie wußten nicht, daß sie, zusätzlich zu den üblichen Behandlungen, Noni erhielten. Acht der neun Patienten zeigten eine deutliche Senkung des Blutdruckes gegenüber der Kontrollgruppe. Der systolische (obere) Wert sank im Durchschnitt um 7,5 Prozent und der diastolische (untere) um 4 Prozent. Die Klinik bereitet eine weitere Studie vor.

Salomon betont dabei, daß seine Interviews mit Ärzten und Heilern ergab, daß die blutdrucksenkende Wirkung von Noni gut bekannt ist. Bei 87 Prozent der 721 befragten Patienten war eine deutliche Besserung zu verzeichnen, wobei der Blutdruck wieder stieg, nachdem Noni abgesetzt wurde. Bei einigen Patienten trat eine Normalisierung der Werte bei Werten von 130 zu 80 ein (Salomon a. a. O.).

Blutreinigung (Blutdialyse, Hämodialyse, Blutwäsche)

Die Nieren übernehmen normalerweise die Reinigung des Blutes und die Ausscheidung der harnpflichtigen Stoffe (Substanzen, die mit dem Harn ausgeschieden werden müssen). Bei Nierenkranken geschieht dies mittels einer künstlichen Niere; der Vorgang wird in der Fachsprache als Dialyse bezeichnet.

Noni hat blutreinigende Wirkungen, die durch seinen Cocktail an Wirkstoffen begründet ist. Die ausscheidenden Organe Darm, Leber und Nieren werden unterstützt. Je nach Krankh heitsbild muß die Noni-Gabe in den Therapieplan eingearbeitet werden.

Darmfunktion

Der Magen-Darm-Trakt besteht im wesentlichen aus dem Magen, dem Dünn- und dem Dickdarm, an denen dann wieder unter anderem endokrine Drüsensysteme (Bauchspeicheldrüse) und der Blinddarm angeschlossen sind. Im Dünndarm wird der Speisebrei mit Enzymen aufgeschlossen und Fette sowie andere Nährstoffe resorbiert. Dabei wird der Speisebrei durch Flüssigkeiten und die enzymatische Aufspaltung des Essens verdünnt.

Im Dickdarm werden die Flüssigkeit und die Mineralien (Elektrolyte) wieder entzogen. Die Dickdarmfunktionen hängen von der Zusammensetzung der Darmflora ab. Sie wird durch die Nahrung beeinflußt. Eine ballaststoffreiche und richtig zusammengesetzte Ernährung fördert das Wachstum von nützlichen Bakterien und unterdrückt schädliche. Die nützlichen, mit dem Menschen in Symbiose lebenden Keime besiedeln den Darm. Wenn sie eine angemessene Kost erhalten, die hauptsächlich aus Pflanzen bestehen sollte, vernichten sie eigenständige, krank machende Keime. Die sogenannten Ballaststoffe haben dabei eine vielfältige Funktion, für die Keime sind sie wichtig, weil sie Feuchtigkeit transportieren.

Die Darmflora spaltet übriggebliebene Nahrungsreste, die in den Dickdarm gelangt sind, und sorgt dafür, daß bestimmte Krankheitserreger unterdrückt werden. Außerdem bildet die Darmflora bestimmte Vitamine und ist an den Funktionen des Enzymhaushaltes und des Immunsystems entscheidend beteiligt.

Antibiotika können die Darmflora negativ beeinflussen oder sogar zerstören. Bis zu einem Drittel des Stuhlgewichts kann aus lebenden oder toten Bakterien bestehen. Die Zusammensetzung von Noni unterstützt die Entwicklung einer gesunden Darmfunktion. Zur Normalisierung der Darmfunktion reicht das Einnehmen von etwa 30 ml Noni morgens 30 Minuten vor dem Frühstück. Bei hartnäckigen Problemen kann man nochmals 30 ml vor dem Mittagessen einnehmen.

* *siehe auch*
  - Abführen, Verstopfung
  - Aufnahme von Nährstoffen

Depression

Die Depression ist eine weit verbreitete und ernstzunehmende Krankheit der Seele, die sich durch Niedergeschlagenheit und Angstzustände äußert. Der Zusammenhang zwischen den körperlichen und seelischen Prozessen wird sofort ersichtlich, wenn man die möglichen Auslöser kennt: Infektionen wie Grippe oder AIDS, hormonelle Störungen, Bindegewebserkrankungen, Nervenerkrankungen wie Schlaganfälle, Parkinson oder Multiple Sklerose, Mangelernährung, Krebs und Medikamentennebenwirkungen werden in der Literatur genannt. Auch Übergänge im Leben wie die Pubertät, Geburt oder zyklische Veränderungen (Monatsblutung) können die Stimmung beeinflussen. Andere Faktoren sind traumatische Erlebnisse, wie der Tod eines nahestehenden Menschen oder das Überleben einer belastenden Situation.

Die gute Funktion aller Regelkreisläufe, Energie und ein guter Stoffwechsel sind wichtige Bausteine beim Durchleben und Bearbeiten einer Krisensituation. Noni kann diesen Prozeß unterstützen. Auch wirkt Noni auf das »Glückshormon« Serotonin, indem es seine Bindefähigkeit an die Rezeptoren verbessert.

In der Befragung von Dr. Salomon berichten von 781 Behandelten 77 Prozent von einer deutlichen Besserung durch Noni. Noni-Saft oder -Tee sollten jeweils vor den Mahlzeiten auf nüchternen Magen langsam getrunken werden.

Diabetes mellitus, Typ 1 und 2

Diabetes mellitus ist eine Störung des Kohlenhydratstoffwechsels (Zucker). Das für die Senkung des Blutzuckers nötige Hormon (Insulin) wird von der Bauchspeicheldrüse nicht oder in zu geringer Menge gebildet. Dadurch steigt der Blutzucker an, und es wird meist Zucker mit dem Urin ausgeschieden.

Es gibt zwei Hauptformen des Diabetes mellitus: 1. der Jugendlichen- (Juvenile) Diabetes, auch Typ 1 Diabetes genannt, der bereits im Kindes- oder Jugendalter auftritt. Man nimmt an, daß dieser Diabetes eine Reaktion des Immunsystems ist. 2. Der sogenannte Altersdiabetes, auch Typ 2 Diabetes genannt, der erst im Erwachsenenalter einsetzt und bei dem der Körper eine Resistenz gegen Insulin entwickelt. Bei der Entstehung des Altersdiabetes spielt Übergewicht eine große Rolle. Jugendliche Diabetiker müssen Insulin spritzen. Beim Altersdiabetes hängt die Behandlung von der Schwere der Erkrankung ab. Eine Umstellung der Ernährung und eine Gewichtsabnahme verbessern das Krankheitsbild wesentlich.

Es liegen keine Forschungen darüber vor, warum Noni bei beiden Diabetestypen wirkt. Die immunmodulierende und tonisierende Wirkung von Noni ist wahrscheinlich an diesem

Prozeß beteiligt. Salomon dokumentiert 2434 Patienten, von denen 83 Prozent über eine deutliche Besserung durch Noni berichten. Die vorsichtige und fachlich begleitete Dosierung ist angeraten.

Drogenentzug

Dr. Heinicke vermutete in dem ➤ Xeronin-Modell, daß das Enzym Proxeroninase und der körpereigene Neurotransmitter (Botenstoff) Serotonin das Xeronin bilden, das die Regenerationsfähigkeit der Zellen und der Organe unterstützen soll. Daß Noni Wirkungen auf die Serotonin-Rezeptoren hat, konnte in einer Studie 1993 nachgewiesen werden.

Drogen funktionieren sehr unterschiedlich. Es gibt erlaubte Drogen von Koffein über Nikotin bis Alkohol und illegale Drogen wie Cannabis, Opiate, Amphetamine, Kokain, Halluzinogene usw. Die eigentliche Wirkung, die der Drogennutzer erreichen will, ist eine Veränderung der Wahrnehmung. Die genauen Mechanismen und Wirkungen zu beschreiben sprengt den Rahmen dieses Buches.

Nach den vorliegenden Berichten hilft Noni einerseits, die Nebenwirkungen eines Entzuges zu dämpfen. Andererseits führt die Zunahme von Energie und Ausgeglichenheit zu weniger Verlangen nach den Drogen. Dies gilt auch für die »Alltagsdrogen« Nikotin und Alkohol.

Durchfall

Vielfach werden Anwendungen von Noni berichtet, die auf den ersten Blick widersprüchlich erscheinen. Einmal wird Noni in der Volksmedizin gegen Durchfall verordnet, in anderen Gegenden zum Abführen.

Eine modulierende Wirkung umfaßt immer beide Extreme (Maxima) und gleicht sie aus. Das bedeutet, daß die Komposition der Wirkstoffe einen Ausgleich der Funktionskreise der Verdauung bewirkt, statt eine einseitige Verstärkung oder Abschwächung auszulösen.

• *siehe auch* Abführen, Verstopfung

Eiter

Die antibakterielle Wirkung von Noni ist beschrieben. Die Anwendungen richten sich danach, wo der Eiter sich bildet. Die äußerliche Anwendung von Noni erfordert eine entsprechende Zubereitung, die bisher auf dem Markt nicht erhältlich ist.

• *siehe auch* Abszesse

Energie, Leistung

Es ist bekannt, daß enzym- und aminosäurereiche Nahrung energetisch tonisierend wirkt. Der Wirkstoffcocktail aus Vitaminen, Aminosäuren und ungesättigten Fettsäuren sowie Mineralstoffen, die Anne Hirazumi als Noni-PPT beschrieben hat, mobilisiert zusätzliche Energie und Kraft, die der Aufnahme- und Bewegungsfähigkeit zugute kommt. Noni-Saft morgens eine halbe Stunde vor dem Frühstück und dann eine gymnastische oder energetische Übungseinheit setzt ungeahnte Kräfte frei.

Entzündungshemmung

Entzündungen können überall im Körper auftreten. Die Noni-spezifische Wirkstoffkombination aus Scopoletin, Beta-Sitosterol, Flavonoiden und Vitaminen wirkt effektiv bei entzündlichen und allergischen Prozessen.

Die Anwendungen müssen je nach Krankheit entwickelt werden.

Erkältungen

Erkältungen sind Virusinfektionen der oberen Luftwege, Nase, Rachen, Kehlkopf und Luftröhre. Schnupfen gehört genauso dazu wie grippale Infekte und die Grippe. Die antivirale und tonisierende Wirkung von Noni unterstützt den Heilungsverlauf.

Es empfiehlt sich, bei herannahender Erkältung stündlich mit Noni zu gurgeln und es dann zu schlucken.

• *siehe auch* Vireninfektionen

Fehlernährungen

Als Fehlernährung wird eine unausgewogene Nahrungsauswahl bezeichnet, die entweder einen Mangel an einzelnen Nährstoffen (meist an Vitaminen und Mineralstoffen) oder deren überhöhte Aufnahme bedeutet.

Viele Nährstoffe kann der Körper selbst herstellen. Die essentiellen Nährstoffe müssen zugeführt werden, dazu gehören einige Aminosäuren, die in den Proteinen (Eiweißen) aufgenommen werden, bestimmte Fettsäuren, Mineralien und alle Vitamine. Sie liefern dem Körper Energie und Bausteine für den Aufbau der körpereigenen Substanz. Nahrungsbestandteile, die zum Aufbau und zur Erhaltung von Körpersubstanz, zur Energielieferung und zur Aufrechterhaltung der Körperfunktionen ständig mit der Nahrung zugeführt werden.

Die Inhaltsstoffe von Noni bilden eine gute Mischung von Energielieferanten und Mikronährstoffen, die den Organismus unterstützen, bestimmte Stoffe selbst herzustellen. Noni allein kann eine Fehlernährung aber nicht ausgleichen.

Fettleibigkeit, Übergewicht

Der Körper speichert Fett. Das Depotfett dient als Energiereserve, als Schutzpolster für empfindliche Organe wie die Nieren und als Wärmeisolierung. Bei Übergewicht nimmt in erster Linie das Depotfett zu. Es wird durch Fasten und Reduktionsdiäten abgebaut. Bei gesunden, normalgewichtigen Frauen besteht der Körper zu etwa 25 Prozent aus Fett, bei Männern zu etwa 20 Prozent. Bei Fettsucht kommt es zu übermäßiger Erhöhung des Körperfettes (Depotfett), meistens als Folge einer zu energiereichen (Fehl-)Ernährung ➤ Energie. Stoffwechselkrankheiten wie z. B. Schilddrüsenunterfunktion als Ursache der Fettsucht sind äußerst selten. Ausgehend von der Broca-Formel spricht man von einer Fettsucht, wenn das Normalgewicht um 20 Prozent überschritten wird.

Noni enthält mehrfach ungesättigte Fettsäuren, die eine Normalisierung des Fettstoffwechsels unterstützen. Dabei ist Noni nicht als »Fettkiller« zu verstehen, sondern es verbessert das Allgemeinbefinden, und die Zunahme an Energie verbessert die Verbrennung durch mehr Bewegung, eine höhere Aktivität und geringeren Appetit. Von 2638 Übergewichtigen gaben immerhin 72 Prozent an, mit Noni wesentlich an Gewicht verloren zu haben. Übergewichtige, die dreimal täglich 30 ml Noni-Saft einnehmen und die gewonnene Energie und Lebensfreude verwenden, Sport zu betreiben, werden Wunder erleben. Dabei gelten natürlich die allgemeinen Regeln: Viel Gemüse, Obst, Brot und Agrarprodukte, viel kauen, viele Gewürze verwenden, neue Geschmacksqualitäten bei kleinen Portionen erobern. Noni bietet ein gutes Fundament dafür, Fett abzubauen statt Jojo-Fasten zu betreiben oder unter dem Messer des Schönheitschirurgen zu landen.

Fieber

Fieber ist eine Reaktion des Körpers, krank machende Keime und Einflüsse auszuschalten. Bei Körpertemperaturen von über 38 °Celsius spricht man von Fieber. Da diese Reaktion Teil des Heilungsprozesses ist, sollte man Fieber nicht unterdrücken.

Bei Kindern kann ein Fieberschub auch eine Lern- und Anpassungsreaktion des Immunsystems darstellen, das eine neue Anforderung (Umgebung, Körperwachstum usw.) integriert. Sehr hohes Fieber von über 39 °Celsius sowie anhaltendes Fieber muß behandelt werden. Noni unterstützt die körpereigenen Abwehrmechanismen. Fieberpatienten sollten stündlich einen Eßlöffel Noni-Saft im Mund zergehen lassen, morgens vor dem Frühstück und mittags vor dem Mittagessen jeweils 60 Milliliter auf nüchternen Magen.

Freie Radikale (Antioxidantien)

Verschiedene Mechanismen in Lunge, Nieren und Blut regulieren das Gleichgewicht zwischen Säuren und Basen im Körper. Freie Radikale bilden sich dann, wenn der normale Mechanismus des Stoffwechsels die anfallenden »Müllberge« in den Zellen nicht mehr verarbeiten kann. Durch falsche Ernährung oder Umweltgifte können sie im Körper zunehmen. Normalerweise werden sie sofort abgebaut, indem die Ladungen (es sind freie Elektronen) gemeinsam mit Sauerstoff und Wasserstoff in Wasser verwandelt werden. Wasser kann weiterverwendet werden oder wird ausgeschieden. Wenn die Ladungen sich aber an andere Moleküle oder an Sauerstoff allein bildet, bleiben sie erhalten und stören dann Eiweiße, die DNS und andere aktive Substanzen. Auch der Alterungsprozeß wird durch freie Radikale beschleunigt.

Der Organismus ist bestrebt, sein eigenes Gleichgewicht zu erhalten. Dort wo er dies nicht durch seine Mechanismen regeln kann, braucht er Stoffe, die ihn unterstützen. Die sekundären Pflanzenstoffe und Vitamine in Noni bieten eine solche Unterstützung. Vitamin A, B, C und die Flavonoide in Verbindung mit Selen und den anderen Mineralstoffen bilden einen antioxidativen Komplex, der freie Radikale einfangen und unschädlich machen kann. Noni-PPT und der Xeronin-Mechanismus schützen und unterstützen die Vital- und Regenerationskraft der Zellen. Noni ist ein gutes Antioxidant.

Fybromyalgie
Unter Fybromyalgie versteht man Schmerzen und Steifheit der Weichteile (Muskeln, Sehnen, Bändern). Die Ursachen sind unbekannt. Man vermutet als Ursache Streß wie körperliche, seelische oder geistige Überbeanspruchung, Verletzungen, Kälte, Feuchtigkeit, Infektionen, Arthritis und Autoimmunkrankheiten.

Noni-Gaben müssen auf die spezifische Situation des Betroffenen eingestellt werden.

Gaumen, entzündet
Gegen einen entzündeten Gaumen hilft Gurgeln mit Noni-Saft in kurzen Zeitabständen.
• *siehe auch* Entzündungshemmung

Gehirnschlag
Die Regenerationsfähigkeit des Gehirns wurde bisher unterschätzt. Bis ins hohe Alter wächst das Gehirn, es bilden sich neue Zellen, und die Zellen verknüpfen sich zu neuen Netz-

werken. Dazu benötigt das Gehirn die Intelligenz des aktiven Körpers und eines wachen Geistes, um verlorene Funktionen in neuen Zentren neu zu organisieren.

In der Rehabilitation ist Noni eine gute Unterstützung aller Funktionen des Körpers, des Organismus, der Seele und des Geistes.

Gicht

Gicht ist eine Stoffwechselerkrankung, bei der der Harnsäurespiegel im Blut erhöht ist. In der Folge lagern sich Harnsäurekristalle in den Gelenken ab, wodurch starke Gelenkschmerzen entstehen. Die Erkrankung kann erblich bedingt oder auf eine zu hohe Purinaufnahme über die Nahrung zurückzuführen sein. Begünstigt wird das Entstehen der Gicht durch Übergewicht und Mangel an körperlicher Bewegung. Eine Verbesserung der Krankheitssymptome kann durch Abbau von Übergewicht, das Vermeiden purinreicher Lebensmittel (Innereien, Sardinen, Heringe, Makrelen, Fleischextrakt, Wurst und Fleisch) sowie den Verzicht auf Alkohol erreicht werden.

Die blutreinigende Wirkung von Noni unterstützt die Maßnahmen. Von Gicht Betroffene sollten jeden Morgen auf nüchternen Magen ein »Schnapsglas« Noni nehmen.

Grippe, Influenza
siehe Vireninfektionen

Gürtelrose

Das die Gürtelrose auslösende Virus ist das Herpesvirus *(Varicella zoster)*, das in der Erstinfektion zu Windpocken führt. Die Viren verharren im Schlafzustand im Körper. Da sie in bestimmten Nervenbereichen der Wirbelsäule und des Hinterhirns ruhen, treten die Symptome immer auf den Hautschichten auf, die von diesen Nerven versorgt werden. Das Wiederaufflammen kann auf eine Abwehrschwäche deuten.

• *siehe auch* Herpes, Vireninfektionen

Halsentzündungen
Entzündungen des Halses sind Infektionen, gegen die Gurgeln und Schlucken mit unverdünntem Noni-Saft hilft.

• *siehe auch* Erkältungen, Entzündungshemmung

Hautbeunruhigung
Die Haut ist mehr als nur die Hülle des Körpers, sie ist ein komplexes Organsystem, dessen angemessene Beschreibung mehr als nur ein Buch erfordert. Eine irritierte und entzündete Haut deutet auf körperliche, psychisch-emotionale und geistige Prozesse hin. Selten ist es »einfach nur die Haut«, außer bei äußerlich wirkenden Vergiftungen, Verletzungen und Verbrennungen. Schönheit kommt von innen: Dieser Satz gilt nicht für die anatomischen Maße wie Nasenlänge oder Brustumfang. Er sagt aus, daß ruhige und klare Menschen dieses auch äußerlich ausstrahlen.

Bei über 70 Prozent der befragten Menschen tonisiert Noni und gibt Kraft. Der Vitamin-B-Komplex ist wichtig für eine gute und gesunde Haut. Die zellschützenden Funktionen der verschiedenen Stoffkombinationen unterstützen Heilungsprozesse aller Hautschichten. Hartnäckige Hautirritationen sollte man beim Heiler oder Facharzt abklären lassen.

• *siehe auch* Entzündungshemmung

Hautunreinheit

Zu den unter ➤ Hautbeunruhigung genannten Aspekten wird den in Noni enthaltenen Terpenen eine besondere zellschützende und verjüngende Wirkung zugeschrieben.

Daher sind sorgfältig hergestellte Cremes auf Noni-Basis für Hautreinheit und einen jungen, strahlenden Teint zu empfehlen. Bisher sind diese nur im pazifischen Raum und den USA erhältlich.

Herpes

Herpes ist immer eine Virusinfektion. Unterschiedliche Viren führen zu den Symptomen, die die Haut infizieren und zuerst an den Schleimhäuten des Mundes, der Lippen, der Hornhaut oder des Schambereiches auftreten. Fachlicher Rat ist unbedingt einzuholen, da die Herpesinfektion schwer zu erkennen ist und oft mit allergischen Reaktionen verwechselt wird.

Wichtig ist äußerste Sauberkeit der befallenen Stellen am Körper, um eine Sekundärinfektion mit anderen Keimen zu vermeiden. Antivirale Salben auf Noni-Basis sind mir nicht bekannt, die innere Anwendung kann den Regenerationsprozeß unterstützen. Im akuten Zustand empfehlen sich hohe Dosen.

• *siehe auch* Vireninfektionen

Herzkrankheiten

Herzkrankheiten sind krankhafte Veränderungen des Herzens oder der Schlagadern. Zu den Herz-Kreislauf-Erkrankungen zählen die Erkrankungen der herzversorgenden (koronaren) Blutgefäße (Herzinfarkt) sowie der Bluthochdruck und die Arterienverkalkung. Zusammen mit dem Herzinfarkt sind sie die Todesursache Nummer eins in den Industrieländern. Als Risikofaktoren für die Herz-Kreislauf-Erkrankungen gelten: erhöhter Cholesterinspiegel, Bluthochdruck, Rauchen, Fehlernährung und Übergewicht, Streß, Diabetes mellitus und Bewegungsarmut.

Die regelmäßige Einnahme von Noni beugt Herzkrankheiten vor, ist jedoch kein Freifahrschein: Wer gefährdet ist, muß seine Lebensgewohnheiten auf jeden Fall umstellen. Weniger Fleisch, viel Bewegung, Ruhe und viel mehr Obst und Gemüse sind ebenso wichtig. Als Diäten werden entweder die fernöstliche oder mediterrane Küche empfohlen. Bei einer verantwortungsbewußten Lebensführung bedeutet Noni eine zusätzliche Steigerung der Lebensqualität: 80 Prozent der 1058 befragten Herzkranken gaben in der Befragung von Dr. Salomon eine deutliche Verbesserung ihres Zustandes allein durch Noni an.

Hexenschuß (Lumbago)

Ein Hexenschuß ist ein Muskelrheumatismus der Lendengegend, der sich meist als stechender Kreuzschmerz äußert. Dies kann auch auf einen Bandscheibenvorfall oder eine Verspannung oder Verschiebung der Wirbelsäule und des Beckens hindeuten, die in eine chiropraktische oder orthopädische Beratung gehören.

Die schmerzlindernde und entzündungshemmende sowie muskeltonisierende Wirkung von Noni unterstützt den Heilungsprozeß.

Die Ursachen des Schmerzes sollten in jedem Fall gemeinsam mit einem Heiler erörtert werden.

• *siehe auch* Schmerzen, Bindegewebe

Husten

Husten ist eine Reaktion, die einen Reflex des Körpers darstellt, um die oberen Luftwege von Fremdkörpern und
Schleim zu befreien. Die keimtötende Wirkung von Noni
führt zu einer geringeren Sekretion von Schleim (Schleimproduktion). Das Universal-Vitamin C und seine Verbündeten
Bioflavonoide stärken zudem die Schleimhäute.

Immunsystem

Die komplizierten Wirkungskreisläufe, die das Immunsystem
steuern, wurden bereits auf Seite 76ff. skizziert.

Die positiven Wirkungen von Noni zur Modulation des Immunsystems sind in verschiedenen Forschungsarbeiten im Labor und an Tieren nachgewiesen. Die Praxisberichte der Heiler und Ärzte sind überaus positiv.

Es rät sich, regelmäßig Noni-Kuren zu machen, die man
durch Gerstengras, Kombucha und andere Pflanzen ergänzen
kann, um dem ständig in einer durch viele Gifte und Streß ver-
seuchten Welt hart arbeitenden Immunsystem die richtige
Unterstützung zu geben. Da wir zirka alle 100 Tage unseren
gesamten Organismus einmal umkrempeln, indem wir in diesem Zeitraum fast alle Zellen erneuern, erscheint dies als der
beste Rhythmus: Jährlich 100 Tage und während der Wechsel
der Jahreszeiten Noni-Saft morgens vor dem Frühstück, körperliche Bewegung und kalt-warme Wechselduschen bilden
die Voraussetzungen für ein »for ever-young Immunsystem«.

Infektionen

Noni verfügt über eine keim- und parasitentötende Wirkung,
wie bereits beschrieben. Die vielfältigen und teilweise schwer

zu deutenden Symptome erfordern immer den fachlichen Rat. Die prophylaktische Gabe von Noni bei geschwächten Menschen erscheint angeraten. Dies gilt besonders in Kliniken, da die Keime oftmals hartnäckig sind und Vorbeugung besser als Nachsorge ist (siehe Seite 133ff.).

• *siehe auch* Bakterien, Virusinfektionen

Karpaltunnelsyndrom

Das Karpaltunnelsyndrom ist eine Überreizung oder Quetschung des Medianusnervs, der durch das Handgelenk läuft. Starke Schmerzen, die bis in die Schulter ausstrahlen können, sind die Folge. Im Schlaf wird der Schmerz durch eine entsprechende Handhaltung oft verstärkt wahrgenommen. Unbehandelt führt das Karpaltunnelsyndrom zu einer Verkümmerung der daumenseitigen Muskulatur. Auslöser sind oft berufsbedingt – Schreiben an der Computertastatur oder einseitiger Werkzeuggebrauch. Schwangere, Menschen mit Schilddrüsenunterfunktion und Diabetiker sind ebenfalls gefährdet.

Noni greift hier in allen betroffenen Systemen positiv ein: schmerzdämmend, entzündungshemmend, zellerneuernd sowie bindegewebs- und muskeltonisierend. Durch Noni kann die normale Behandlung mit Kortison vermieden oder die Dosen können geringer eingestellt werden.

• *siehe auch* Arthritis, Autoimmunkrankheiten

Knochenbrüche

Die Berichte über die Regeneration und eine schnellere Heilung bei Brüchen werden zur Zeit noch nicht durch Forschungen untermauert. Die vorliegenden Erfahrungen aber deuten darauf hin, daß Gewebeflüssigkeit (Ödem) und Blutansammlungen schneller abtransportiert werden, die Schmerzwahrnehmung gedämpft wird und der Heilungsprozeß beschleunigt abläuft.

Noni kann innerlich und äußerlich angewendet werden. Sollte eine äußerliche Anwendung nicht möglich sein, ist die tägliche Noni-Einnahme angeraten.

Konzentration, Wachheit

Nicht allein der Biorhythmus bestimmt den Tageslauf. Verdauung, Streß, mentale Verarbeitung greifen in den Organismus ein, führen zu einem ständigen Wechsel in den Milieus der Zellen und Organe. Mal sauer, mal schlaff, mal gespannt, mal gelassen usw. sind die Zustände, die jeder täglich durchlebt. Die gleichmäßige Leistungsfähigkeit, Wachheit und Konzentration erfordern eine optimale Versorgung des Organismus mit den richtigen Stoffkombinationen.

Wer konzentriert arbeiten muß, sich in Prüfungen befindet, wach agieren will, findet in Noni eine ausgezeichnete Hilfe. Die Dosierung sollte man selbst erarbeiten. Noni kann man auch in Verbindung mit anderen pflanzlichen Stoffen einnehmen. Die Erfahrungen der Kombination verschiedener Mittel aus der hawaiianischen Kahunamedizin sind positiv und durch medizinische Forschungen untermauert.

Kopfläuse

siehe Parasiten

Kopfschmerzen

Bei Migräne und Kopfschmerzen sind die Wirkungen von Noni ausgezeichnet. Die speziellen Wirkungsmechanismen bei

Kopfschmerzen und Migräne sind nicht vollkommen geklärt. Noni sollte jedoch über einen längeren Zeitraum eingenommen werden. Eine direkte analgetische (schmerzstillende) Wirkung wie bei einer Kopfschmerztablette ist nicht nachgewiesen. Vielmehr berichten die Erfahrungen von einer Abnahme chronischer Schmerzen, die mit schulmedizinischen oder anderen Methoden nicht zu dämpfen waren – und zwar innerhalb von Tagen. Die gleichzeitig gewonnene Energie wurde als positiv empfunden und führte zu einem aktiven und positiven Lebensgefühl. Die Dosierung muß individuell erarbeitet werden.

• *siehe auch* Schmerzen

Krebs

Die Diagnose Krebs löst Angst aus und bedeutet Unsicherheit. Krebs gehört zu den häufigsten Todesursachen der westlichen Welt. So ist der Gedanke, gegen eine solche heimtückische und tödliche Krankheit »Krieg zu führen«, nicht weit entfernt.

Die Chemotherapie baut auf den Gedanken des Krieges. Es geht um eine Schwächung der Lebensenergie. Die zelltötenden Medikamente überschwemmen den ganzen Organismus und treffen am härtesten die schnellwachsenden Krebszellen, aber auch die anderen Zellen werden betroffen. Das Immunsystem wird geschwächt. Daher ist es auch nicht verwunderlich, daß Patienten häufiger an Infektionen sterben als an der Krebserkrankung selbst.

Ein anderer medizinischer Ansatz stärkt das Immunsystem und die Lebensenergie. So entwickelte zum Beispiel ein amerikanischer Arzt die Methode, »Biological Response Modifiers« einzusetzen. Diese Methode ist über 100 Jahre alt und setzte auf eine biologische Stärkung des Immunsystems. Beteilgt ist eine Verbindung von Zucker- und Fettmolekülen *(Lipopolysacchariden)*, die sowohl immunstimulierende wie auch zytotoxische (zellvergiftende) Eigenschaften haben kann. Hirazumi vermutet das Vorliegen dieser Verbindungen in Noni als Grund für die nichtspezifische immunstimulierende Wirkung, die zugleich so effektiv gegen Krebs wirkt.

Krebs wird vom NeuroImmunSystem schon früh erkannt, wie Untersuchungen zeigen konnten. Ein Hinweis ist auch die Zunahme von Depressionen bei Betroffenen in Phasen, in denen keine malignen Zellen nachweisbar sind – die Trauer der Seele ist schon da, bevor der Körper sich verändert.

Es sprengt den Rahmen dieser Darstellung über »richtig« und »falsch« des einen oder anderen Ansatzes zu berichten. Den Weg muß jeder betroffene Mensch selbst gehen.

Noni unterstützt die Lebensenergie nicht nur und wirkt schmerzstillend. Nonis Wirkungen bei Krebs sind nachgewiesen. Damnacanthal wirkt auf Krebszellen so, daß sie sich wie normale Zellen verhalten (siehe Seite 62ff. und 99). Die Wirkstoffkombinationen von Noni zeigten im Labor bei Mäusen eine deutlich höhere Überlebensrate bis zu 123 Prozent gegenüber herkömmlich behandelten Tieren. Sie lebten statt zirka 20 bis über 50 Tage. Damit zeigte sich eine bessere Wirkung als bei schulmedizinischen Medikationen.

Noni kann parallel zu den klassischen Therapien eingenommen werden. Die Dosierungen der Chemotherapie oder die Dosen in der Strahlentherapie können vorsichtig minimiert werden. Dies erfordert einen vorurteilsfreien und offenen Verstand des fachkundig behandelnden Menschen. In akuten Fällen liegen Berichte vor, in denen ein Liter und mehr Noni am Tag eingenommen wurden.

Lebensmittelvergiftungen

Salomon berichtet von guten Ergebnissen, die er während seiner Zeit als Arzt in der John Hopkins Klinik mit Noni bei der Behandlung von Lebensmittelvergiftungen erzielte. Er zählt dazu auch Anabolika und Athletenfutter, das oftmals nicht in gutem und für den Organismus verträglichem Zustand ist.

Leider fehlen in den Büchern spezifische Beschreibungen über Arten der Vergiftungen sowie Einsatz, Dosierung und Wirkungen von Noni.

• *siehe auch* Pilze

Leistungssteigerung

Leistungen erbringt jeder Mensch ständig. Auch im Schlaf, selbst im Koma leistet der Organismus viel, um die lebenswichtigen Körperfunktionen (Atmung, Herzschlag, Drüsenfunktion) aufrechtzuerhalten. Dieser *Grundumsatz* ist vor allem abhängig von Geschlecht, Alter, Größe, Gewicht, Muskelmasse sowie bestimmten Hormonen. Für einen Erwachsenen beträgt der Grundumsatz im Durchschnitt 1 kcal (Kalorie) pro kg Körpergewicht und Stunde. Interessant aber ist der Leistungs- oder Arbeitsumsatz. Dies ist die Energiemenge, die unser Körper innerhalb eines Tages benötigt, um Arbeit zu verrichten. Als Leistungsumsatz wird dabei die Energie bezeichnet, die über den Grundumsatz (Energiebedarf für Organtätigkeiten bei völliger Ruhe) hinausgeht. Der Leistungsumsatz ist abhängig von körperlicher Aktivität sowie dem Bedarf für Wachstum, Schwangerschaft und Stillzeit. Grundumsatz und Leistungsumsatz ergeben zusammen den Gesamtumsatz, d. h. den gesamten Energiebedarf einer Person pro Tag.

In der Untersuchung von Dr. Salomon gaben von 7931 Befragten 91(!) Prozent an, eine deutliche Steigerung der Leistungsfähigkeit erfahren zu haben, nachdem sie begonnen haben, regelmäßig Noni morgens und mittags einzunehmen.

Lernen – mentale Aktivität

Lernen bedeutet, alte Denkmuster und Verhaltensweisen abzulegen und neue zu gewinnen. Ein Musikinstrument lerne ich, indem ich durch ständiges Üben die Organisation meines NeuroImmunSystems neu ordne. Das gleiche gilt für das Laufenlernen, eine Sprache lernen, ein neues Sachgebiet kennenlernen, einen Beruf lernen usw.

Lernen bedeutet die Neuordnung aller Systeme des Organismus: das Gehirn- und Nervensystem, das Wahrnehmungssystem, das Immunsystem, das Muskel- und Skelettsystem usw. Emotionen, Verstand, Verhalten verändern sich.

Die modulierende Wirkung von Noni unterstützt diese Veränderungsprozesse, die phasenweise als sehr belastend empfunden werden können – wie in den Anfangsphasen neuer Erfahrungen oder vor und während Prüfungssituationen. Von 2538 Befragten gaben immerhin 73 Prozent an, verbesserte Lernergebnisse erzielt zu haben, als sie Noni nahmen.

Lupus erythematodes

Der Lupus ist eine Autoimmunkrankheit, die Haut, Blut und Gewebe angreift. Er kann auch als Arthritis auftreten, wobei dann die Knochen nicht angegriffen werden.

Die fachkundige Begleitung ist unbedingt angeraten. Noni kann nach den vorliegenden Berichten Erleichterungen bis deutliche Verbesserung des Allgemeinzustandes bringen.

• *siehe auch* Autoimmunkrankheiten, Arthritis

Magengeschwür (Ulkus)

Der Ulkus ist eine Wunde in der Wand des Magens beziehungsweise Zwölffingerdarmes, die durch die Magensäure oder Verdauungsenzyme angegriffen wird.

Es liegen Erfahrungsberichte von Dr. Salomon über einen klinischen Einsatz von Noni zur Behandlung vor. Berichte über die Wirkung von Noni im salzsauren Milieu des Magens waren nicht nachzuweisen.

Magenschleimhautentzündung (Gastritis)

Es liegen Erfahrungsberichte von Dr. Salomon über einen klinischen Einsatz von Noni zur Behandlung vor. Berichte über die Wirkung von Noni im salzsauren Milieu des Magens waren nicht nachzuweisen. Die antibaktierelle Wirkung von Noni ist für den Heliobacter pyloti, der für die bakterielle Gastritis verantwortlich ist, nicht nachgewiesen.

Die tonisierende Wirkung von Noni unterstützt sicherlich die Überwindung der Streßgastritis.

• *siehe auch* Bakterien

Malaria

Welch überraschende Wirkungen Pflanzen haben, die alle Kunst der milliardenschweren Labors der Welt nicht nachbauen können, zeigte eine Entdeckung der letzten Jahre, als man die Heilpflanze *Artemisia annua* untersuchte, die seit 2000 Jahren in der chinesischen Medizin eingesetzt wird. Bei einer Studie fand man nach nur fünf Tagen bei 91 Prozent der Betroffenen keine Malaria-Erreger mehr. Die Betroffenen waren Malariakranke im Kongo, die ansonsten aufgegeben waren.

Noni wird im Pazifik bei Malaria eingesetzt. Nach den vorliegenden Berichten erleichtert Noni die Symptome. Weitere Untersuchungen müssen durchgeführt werden.

Menstruationsbeschwerden

Zu den Menstruationsbeschwerden gehören Schmerzen, Ausbleiben der Blutungen oder zu starke Blutungen sowie das prämenstruelle Syndrom. Die Menstruation ist ein komplexes Wechselspiel unterschiedlicher Hormone. Es liegen teilweise sich widersprechende Berichte aus verschiedenen Kulturen und Regionen über den Einsatz von Noni vor. Forschungsberichte waren nicht nachweisbar.

Nonis wesentliche Wirkung ist die Modulation, das bedeutet den Ausgleich der Schwankungen der hormonellen Spiegel. Frauen sollten die Dosierung von Noni austesten. Berichte über Nebenwirkungen liegen nicht vor.

Migräne

siehe Kopfschmerzen, Schmerzen, Immunsystem

Milz

Die Milz ist Teil des Immunsystems und Reinigungsinstanz für das Blut. Nach den vorliegenden Berichten unterstützt Noni die Arbeit der Milz.

Mund und Gaumen

Mund und Gaumen werden für die Gesundheit oftmals unterschätzt. Nicht nur ist dieser Bereich Sitz der Zähne und dient der Nahrungsaufnahme und dem Atmen. Ärgerliche Erscheinungen wie schlechter Atem stören nicht nur beim Küssen, sondern können auch darauf verweisen, daß ein Ungleichgewicht im Organismus besteht. Beispielsweise werden bestimmte Keime im Mund und am Gaumen nach neuesten Untersuchungen als ein Faktor angesehen, der einen Herzinfarkt auslösen kann. Die regelmäßige Pflege dient eben nicht nur der Zahngesundheit, sondern wirkt tiefer.

Bei Erkrankungen des Mundes, wie Schleimhautentzündungen, Tumore, Herpes, ist eine fachliche Beratung notwendig. Noni unterstützt den Heilungsprozeß. Noni pflegt diesen Bereich. Wer den Noni-Saft jeden Morgen einnimmt, sollte Mund und Gaumen mit dem Saft gut durchspülen und Noni einwirken lassen. Abgesehen von der direkten Wirkung des Saftes, liegen Berichte vor, daß einige Noni-Wirkstoffkombinationen direkt durch die Mundschleimhaut resorbiert werden und so den gefährlichen Weg durch den Magen nicht nehmen müssen.

Muskelaufbau

Über den Aufbau von Muskelmasse mit Noni liegen Selbsterfahrungsberichte vor. Forschungsergebnisse stehen noch aus. In der Befragung, die Dr. Salomon durchführte, berichteten bei 709 Befragten 71 Prozent von einer spürbaren Wirkung.

Die Zusammensetzung von Noni scheint einen Aufbau der körpereigenen Substanzen, besonders von Eiweiß, so zu steuern, daß die Muskelmasse zunimmt. Männliche Hormone sind nicht nachweisbar. Daher zeigt Noni nach den vorliegenden Berichten keine Wirkung eines Anabolika. Noni führt aber zu einem Wachstum der Muskeln.

Nieren- und Blasenbeschwerden

Es liegen Berichte von Anwendungen bei Nierenbeschwerden aus der Volksmedizin vor. Vor spezifischen Vorschlägen für den Einsatz von Noni sollten weitere Untersuchungen durchgeführt werden. Zur Behandlung werden Auszüge der Blüten und Früchte verwendet.

Ödem

Schmerzlose Ansammlung von eiweißhaltiger, wäßriger Flüssigkeit in den Gewebsspalten. Dies führt zum Auftreten von Schwellungen.

Die modulierende Wirkung von Noni unterstützt den Abfluß überschüssigen Gewebswassers. Dosierung und Anwendungen sollten gemeinsam mit Heiler oder Arzt vorgenommen werden.

Pankreatitis, Bauchspeicheldrüse

Die Bauchspeicheldrüse sondert Enzyme und Hormone ab und ist Teil des Immunsystems. Noni unterstützt die Funktionen des Immunsystems.

Parasiten (Kopfläuse, Würmer)

Parasiten treten auch heute noch bei Menschen auf. Bei Kindern findet man manchmal die Kopflaus *(Pediculus capitis)*. Die kleinen, etwa drei Millimeter großen Tiere leben in den Haaren. Man kann sie mit dem bloßen Auge erkennen. Ihre Eier kleben sie an die Haare. Sie ernähren sich vom Blut ihres Wirtes, wobei ihr Speichel einen Juckreiz auslöst. Das Kratzen mit dreckigen Fingern kann dann zu Infektionen führen.

Noni wird als Breiumschlag direkt auf die Kopfhaut aufgebracht.

Auch auf Nematoden (Würmer) wirkt Noni schnell und effektiv. »Raj konnte 1975 zeigen, daß Noni innerhalb von

24 Stunden Paralyse und Tod bei dem humanen parasitären Wurm *Ascaris Lumbricoides* herbeiführt.«

Noni-Blätter werden als Sud gekocht und mehrmals täglich eingenommen.

Pilze

Pilze schließen Schimmel-, Hefe-, Wald- und Speisepilze ein. Pilze sind eine Art, von der die Biologie heute annimmt, daß sie neben Tieren und Pflanzen einen dritten Stamm bildet. Ihre Sporen schweben überall in der Luft und sind normalerweise ungefährlich.

Die Pilzart *Candida* ist im Darm und auf der Haut zu finden. Normalerweise völlig ungefährlich, kann sie bei geschwächtem Immunsystem zu Krankheiten wie Soor oder einer Mykose führen. Auch andere Pilze sind gefährlich. Noni wirkt nicht bei allen Pilzinfektionen. Hier sind noch Erfahrungen zu machen. Daher sollte bei akuten Fällen Noni zusätzlich zu anderen Mitteln nur von erfahrenen Heilern eingesetzt werden.

Dort, wo Pilze oder Schimmel Essen oder Zubereitungen vergiftet haben, unterstützt Noni die Regeneration des Organismus. Berichte über Anwendungen und Dosierungen liegen nicht vor, so daß auch in diesen Fällen der Behandelnde Noni neben den klassischen Anwendungen einsetzen sollte.

Prostata

Es liegen Laborberichte über gute Wirkungen beim Prostataadenom vor. Auch die Vergrößerung der Prostata, die häufig nach dem 50. Lebensjahr auftritt, soll sich mit Noni wieder zurückbilden. Männerheilkundliche Fachleute haben hier noch ein wichtiges Gebiet der Forschung und Abklärung.

Rauchen, Suchtprobleme

Rauchen ist das große Suchtproblem der modernen Gesellschaft. Zunehmend rauchen gerade junge Menschen wieder mehr. Der Hauptwirkstoff ist die psychoaktive Droge Nikotin, die seit 1998 auch als Droge anerkannt ist. Raucher kommen kaum leichter von Nikotin los als Junkies von Heroin.

Es liegen noch keine Forschungsberichte über Noni vor, die den systemischen Prozeß erklären würden, warum es den Entzug unterstützt. Die Erfahrungen aus der Volksmedizin zeigen, daß Noni wirkt. Der Wille aber muß da sein, die Nebenwirkungen und Entzugserscheinungen wie Gewichtszunahme oder Nervosität und Schmerzen werden durch Noni gemildert.

Wenn Sie zu rauchen aufhören wollen, sollte in einem rituellen Tagesablauf, der den Genuß eines schönen ballaststoffreichen Essens in den Mittelpunkt stellt, das umrahmt wird von aktiven und sportlichen Betätigungen, die Dosierung von Noni zu kleinen Höhepunkten entwickelt werden: Beispielsweise Noni in Apfelsaft am Morgen und mittags Noni pur vor dem Essen.

Rheuma
siehe Arthritis

Ruhr

Ruhr ist eine Darminfektion mit dem Shigella-Bakterium, das sich in schweren Durchfällen äußert. Es wird geschätzt, daß fünf bis zehn Prozent aller Durchfallerkrankungen auf Ruhrinfektionen zurückgehen.

Noni wirkt spezifisch gegen das Shigella-Bakterium, ohne

die sonstige Darmflora zu schädigen. Die gezielte antibiotische Wirkung von Noni macht es in diesem Fall zum Mittel der Wahl. In akuten Fällen sollte eine hohe Dosierung gewählt werden.

• *siehe auch* Bakterien

Rückenschmerzen

Rückenschmerzen sind ernst zu nehmen. Die reine Schmerzbekämpfung sollte immer mit einer sorgfältigen Abklärung der Ursachen einhergehen. Falsches Sitzen, Streß, stille Verkrümmung des Rückens vor Angst, Überlastung, aber auch Speiseröhrenerkrankungen, Infektionen, Tumore können Ursache von Rückenschmerzen sein.

Als systemisch wirkendes Mittel ist der Einsatz von Noni schon vom ersten Auftreten der Schmerzen angeraten. Eine fachliche Beratung und genaue Untersuchung der Ursachen ist unabdingbar.

• *siehe auch* Schmerzen

Salmonellen
siehe Bakterien

Schlaf, Schlafprobleme

Ein gutes und wichtiges Drittel des menschlichen Lebens ist bis heute noch nicht voll verstanden: der Schlaf. Sicher ist nur, wer nicht gut oder zu wenig schläft, wird krank.

Schlafstörungen, Schlaflosigkeit oder aber auch Schlafsucht sind extreme Störungen des natürlichen Wach-Schlaf-Rhythmus. Noni ist kein Schlafmittel. Seine modulierende Wirkung unterstützt das Einpendeln der natürlichen Rhythmen. Wann und wie Noni einzunehmen ist, sollte jeder für sich ausprobieren. Akute Störungen sollten fachlich begleitet werden.

Schmerzen

Der Name von Noni ist auch »painkiller-tree: Schmerzkillerbaum«. In allen traditionellen Anwendungen von Noni ist die Schmerzbekämpfung eine der wichtigsten Funktionen, die in verschiedenen Forschungsarbeiten untermauert wurde.

Überraschend war die Erkenntnis, daß Noni an den Opiumrezeptoren wirkt, ohne eine Sucht auszulösen. Ängste lösten sich, und es trat eine Entspannung ein.

Einnahme und Dosierung richten sich nach Ausmaß und Qualität des Schmerzes.

Schnupfen

siehe Vireninfektionen (Schnupfen ist eine Infektion durch Viren.)

Schwangerschaft

Im Mittelpunkt der Schwangerschaft stehen die Entwicklung des Fötus zum Kind und die Mutter. Der gesamte Organismus der Frau verändert sich grundlegend. Das Hormonsystem ordnet sich neu, indem es verschiedene schwangerschaftserhaltende Hormone produziert. Übrigens: Auch Väter erleben eine Veränderung ihres Hormonsystems während der Schwangerschaft der Frau.

Noni verbessert die Aufnahmefähigkeit für Nährstoffe, moduliert die Systeme und stärkt die Abwehr. Man sagt auch, Noni-Kinder seien besonders proper und Noni-Mütter erlebten eine leichtere Geburt. Machen Sie Ihre eigenen Erfahrungen.

Senilität

Ein gut funktionierendes Immunsystem, ein glückliches Liebesleben, Bewegung und die regelmäßige Entschlackung des Körpers verlangsamen den Alterungsprozeß. Senil wird man, wenn die Gefäße versteifen (Arteriosklerose). Wer jung beginnt, die zyklischen Prozesse im Körper gut einzuspielen und am Laufen zu halten, wird auch im Alter jung bleiben. Regelmäßige Noni-Kuren unterstützen diesen Prozeß.

• *siehe auch* Alter

Sexualität

Sexualität ist Tabuthema und Mitte des Unterbewußtseins, daher verbietet sich eine ausführliche Erörterung. Kulturelle (religiöse, geschlechtliche, sprachliche, rituelle) Ansichten kreuzen sich mit Auffassungen, die ein bestimmter Lebensabschnitt mit sich bringt. Dazu kommt die erworbene Reife, die nicht bei jedem Menschen dem Alter entspricht, das er biologisch ausweist. Dies alles bestimmt die Form der bevorzugten Sexualität. Allen Auffassungen ist (selbst in ihrer Verleugnung) gemeinsam: Sexualität soll Zärtlichkeit, Zuwendung, Liebe, Fließen, Sicherheit, Geborgenheit sein. Verspannung und Angst sind sexualfeindlich.

Noni löst Verspannungen und Angst über den gleichen Mechanismus, der den schmerzstillenden Mechanismus steuert. Das Glückshormon Serotonin ist für die sexuelle Erfahrung wichtig. Die Hormone und das Immunsystem sind in allen Phasen der sexuellen Entwicklung entscheidend beteiligt.

Noni ist kein Viagra-Ersatz: Eine einmalige Einnahme erzeugt keine Wirkung. Von 1545 Betroffenen berichteten

88 Prozent aber über ein höheres Lustempfinden und verstärkte sexuelle Aktivitäten. Noni ist in diesem Sinne mehr als Viagra, da die regelmäßige Einnahme von Noni eine ungleich stärkere Wirkung hat. Dies ist auch in der indischen Liebeslehre bekannt, die rät, dem Lingam (Penis) durch eine Salbe auf Noni-Basis zu mehr Ausdauer zu verhelfen.

Säuglingspflege

Leider liegen für diesen Bereich nur Berichte vor, daß Noni in der Säuglingspflege verwendet wird. Wie, in welchen Anwendungen und Dosierungen ist nicht ausreichend dokumentiert.

Von den bekannten Wirkungen ist Noni für Kinder, deren Immunsystem durch Reize vorbelastet ist, als Unterstützung ihrer Entwicklung bedeutend. Reize sind beispielsweise Drogengebrauch der Eltern (Nikotin, Alkohol, Opiate, Halluzinogene, Designerdrogen usw.), Umweltverschmutzung, Streß etc.

Kinderheilkundlich arbeitende Menschen sollten in Erfahrungsräumen den Noni-Einsatz für Kinder weiterentwickeln und darüber berichten. Eventuell sind auch andere Mittel mit Noni gemeinsam zu geben.

Soor

siehe Pilzinfektionen (Soor ist eine Infektion mit dem Hefepilz *Candida*.)

Streßbewältigung

Das Wort Streß kommt aus dem Englischen und bedeutet Anspannung oder Beanspruchung. Der ungarische Arzt Hans Selye prägte dieses Wort, mit dem er den Mechanismus beschrieb, der den Organismus auf Flucht vorbereiten soll. Die heute auffindbaren Stressoren (Auslöser) lassen jedoch selten eine Flucht zu.

Um Streß zu bewältigen, muß der Organismus optimal funktionieren. Ausreichend Energie und die Bereitschaft zu handeln sind Voraussetzungen dafür. Wer Prüfungs- oder Wandelsituationen auf seinem Lebensweg vor sich hat, sollte frühzeitig beginnen, eine intensive Noni-Kur zu machen.

• *siehe auch* Befindlichkeit, Allgemeinbefinden, Depression, Leistungssteigerung

Tumor
siehe Krebs

Übergewicht
Körpergewicht, das 10 bis 20 Prozent über dem Normalgewicht nach Broca (Körpergröße minus 100) liegt, gilt als Übergewicht, das mit der Fettsucht nicht identisch ist.

• *siehe auch* Fehlernährung

Überleben
Noni kann als »Survival Food« eingesetzt werden. Hauptsächlich halbreife und reife Früchte werden gegessen.

Übersäuerung
siehe Freie Radikale

Verbesserte Konzentration
siehe Lernen und Leistungssteigerung

Verbrennungen

Bei Verbrennungen (und Verätzungen) wird das Gewebe so geschädigt, daß es abstirbt. Die Schwere der Verbrennung und die betroffenen Organe bestimmen die Art der Behandlung.

Noni kann innerlich und äußerlich angewendet werden. Innerlich unterstützt es den Regenerationsprozeß des Gewebes und die Arbeit des Immunsystems. Die schmerzdämpfenden, keimtötenden und tonisierenden Eigenschaften helfen den betroffenen Menschen. Die Dosierungen richten sich nach Grad und Ausmaß der Verletzungen. Für äußerliche Anwendungen sind zur Zeit keine Zubereitungen erhältlich.

Verdauungsprobleme

siehe Abführen, Verstopfung

• *siehe auch* Aufnahme von Nährstoffen, Vitaminen, Mineralien, Proteinen, Darmfunktion

Verstauchung

Eine Verstauchung ist eine Verletzung der Bänder im Fuß (Sprunggelenk). Die Regeneration der begleitenden Symptome, wie Rückgang der Schwellungen und Blutergüsse, wird durch regelmäßige Einnahme von Noni beschleunigt. Auch ist das Schmerzempfinden deutlich geringer. Dies ist aber eine Gefahr, da der mechanische Schaden nicht so schnell heilt, wie der Schmerz schwindet. Die Überlastung der Füße muß unbedingt vermieden werden. Eine aufmerksame Selbst-Beobachtung ist notwendig.

Verstopfung

siehe Verdauungsprobleme

Verwirrtheit, Vergeßlichkeit

Zustände der Verwirrtheit treten unter anderem bei Mangel der B-Vitamine auf, insbesondere von B_1 (Thiamin). Dies kann durch Drogenmißbrauch (Alkohol, Beruhigungsmittel), Fehlernährung oder durch Krankheiten verursacht werden.

Die Zusammenstellung der B-Vitamine und anderer Stoffkombinationen in Noni eignet sich zur Vorbeugung und auch Behandlung. Immerhin 91 Prozent von 391 Betroffenen berichten von klarem Denken und Rückgang der Verwirrtheit nach einer Noni-Kur. Akute Zustände sind behandlungspflichtig.

• *siehe auch* Drogen, Fehlernährung, Konzentration und Wachheit

Vireninfektionen

1994 isolierte eine japanische Gruppe ein Anthrachinon aus der Noni-Wurzel, das zythopathische (zellzerstörende) Wirkungen auf HI-Viren zeigte. Ein zweites internationales Forscherteam konnte 1996 auch die antivirale Wirkung von Noni zeigen, die in den Wirkstoffkombinationen vermutet wird, die um die Anthrachinone gruppiert sind. Es wurden Anthrachinone nachgewiesen, die in anderen Pflanzen noch nicht gefunden wurden. Sogar in den Noni-Blüten liegen die Verbindungen vor, was ungewöhnlich ist, da sie bisher in anderen Pflanzen hauptsächlich im Holz nachgewiesen wurden.

Noni ist eine gute Ergänzung in der Behandlung aller durch Viren ausgelösten Erkrankungen von AIDS über Grippe, Herpes bis zu Schnupfen.

• *siehe auch* Aids, Herpes, Schnupfen

Wachheit
siehe Konzentration und Wachheit

Wechseljahre
Sowohl Männer als auch Frauen sind von dem letzten großen Zyklus im Leben betroffen, der in das Alter führt. Ein Sprichwort nennt diesen Lebensabschnitt zu gestalten, »ein Meisterwerk« und das »schwierigste Kapitel im Leben«.

Alle Körpersysteme werden umgestellt, mit vielen Folgen. Dazu gehören hormonelle Schwankungen, Veränderungen des Blutbildes mit den Blutfetten, schwächere Knochen (Osteoporose), der Körper regeneriert sich langsamer, Energiezustände wechseln usw.

Die Leistungsfähigkeit zu erhalten, bedeutet aktiv zu leben. Tonisierende, antioxydative und aufbauende Mittel unterstützen den Menschen in seinen Handlungen. Der Organismus wird während des Umbaus von der Phase der Fortpflanzung in die Phase der Weisheit stark belastet. Alle körperlichen Systeme werden neu organisiert.

Noni unterstützt den Organismus. Während der Wechseljahre können regelmäßige Noni-Kuren Bestandteil eines aktiven Lebens sein.

Wenig Energie
siehe Leistungssteigerung

Würmer
siehe Parasiten

Zahnhygiene und -schmerzen

Bei empfindlichen Zähnen empfiehlt sich, Noni-Saft durch die Zahnzwischenräume zu pressen und das Zahnfleisch gut mit Noni zu umspülen. Die Mundhygiene kann gesteigert und die Schleimhäute können gestärkt werden. Schmerzen werden gedämpft.

- *siehe auch* Mund, Gaumen, Schmerzen

Der Einsatz von Noni in der Volksmedizin

Die Tabelle auf den folgenden Seiten zeigt dreierlei.

- Die große Breite und ungeheure Vielfalt des Einsatzes von Noni in der Heilkunde im gesamten pazifischen Raum, was die große Wirkkraft und das Spektrum der Heilpflanze dokumentiert.
- Einen deutlichen Unterschied der Krankheitsbilder zwischen den modernen und den traditionellen Gesellschaften, was beispielsweise darin zum Ausdruck kommt, daß Begriffe wie »Autoimmunkrankheiten« gänzlich fehlen.
- Der scheinbar widersprüchliche Einsatz, der sich in der Behandlung mit der gleichen Pflanze zum Abführen, bei Durchfall und Verstopfung zum Ausdruck kommt, ist nur dann zu verstehen, wenn man von monokausalen zu ganzheitlichen Erklärungen übergeht.

Die Übersicht beansprucht keine Vollständigkeit, sondern wertet die vorliegenden Quellen aus. Sie soll einen Eindruck geben über die traditionellen Einsatzgebiete von Noni.

Wurzel	Stamm	Blattstiele Rinde	Blätter	Früchte	Samen Knospe

Abführmittel

Wurzel	Stamm	Blattstiele Rinde	Blätter	Früchte	Samen Knospe
			Afrika	Vietnam	Philippinen
			Kambodscha	Indien	
			Laos	Vietnam	
			Vietnam	Kambodscha	
				Laos	
				Indonesien	
				(abführen)	

Abszesse, Furunkel, Karbunkel

Wurzel	Stamm	Blattstiele Rinde	Blätter	Früchte	Samen Knospe
		Samoa	Samoa	Samoa	Mikronesien
			Vietnam		

unspezifisch bzw. alle Pflanzenteile: Tahiti und Neukaledonien

Arthritis/Arthrose

Wurzel	Stamm	Blattstiele Rinde	Blätter	Früchte	Samen Knospe
			Philippinen		

Asthma, Belastungsasthma

Wurzel	Stamm	Blattstiele Rinde	Blätter	Früchte	Samen Knospe
		Hawaii		Hawaii	
				Australien	
				Kambodscha	
				Laos	
				Vietnam	

Aufnahme von Nährstoffen, Vitaminen, Mineralien, Proteinen

Wurzel	Stamm	Blattstiele Rinde	Blätter	Früchte	Samen Knospe
				in ganz Polynesien	

Augenbeschwerden

Wurzel	Stamm	Blattstiele Rinde	Blätter	Früchte	Samen Knospe
		Tonga	Mikronesien	Samoa	

Beriberi → *Vitamine*

Wurzel	Stamm	Blattstiele Rinde	Blätter	Früchte	Samen Knospe
				Indonesien	

Wurzel	Stamm	Blattstiele Rinde	Blätter	Früchte	Samen Knospe

Blutungen, äußere

| | | Hawaii (Wund- reinigung) Indonesien | Taiwan Hawaii Indien Jungferninseln Puerto Rico Samoa Karibik | Indonesien Hawaii | Hawaii |

Blutungen, innere

Nach Literaturlage hauptsächlich bei starken oder außergewöhnlichen Blutungen der Menstruation, vor oder nach der Geburt.

Bluthochdruck (Hypertonie)

| Kambodscha Laos Vietnam | | | | Hawaii | |

Blutreinigung/Dialyse

| Hawaii | | | | Hawaii | |

Darmfunktion

| | | Indonesien | Fiji (Hämorr- hoiden) | Gilbert Inseln (blutiger Stuhl) | |

Diabetes

| | | | | Hawaii | Hawaii |

Drogenentzug

| | | | Tahiti | Tahiti Mikronesien Indonesien | |

191

Wurzel	Stamm	Blattstiele Rinde	Blätter	Früchte	Samen Knospe

Durchfall

			Vietnam	Samoa	
			Fiji	Gilbert Inseln	

zumeist Blätter und Rinden bei Durchfall bei Säuglingen: Indien, Samoa, Tonga

Eiter

Wurzel	Stamm		Blätter	Früchte	
Gilbert	Fiji		Tonga	Tahiti	
Inseln	(Wunden)		Tahiti	Hawaii	
Mikronesien			Samoa		
			Fiji		
			Hawaii		
			Neuguinea		

Blätter und Früchte bei eitrigen Ohr- und Mundentzündungen: Fiji

Energie, Leistung, Medizin

Wurzel	Blattstiele Rinde	Blätter	Früchte	Samen Knospe
Marquesas	Hawaii*	Tonga	Hawaii* Tonga	
Australien	Tonga	Australien	Mikronesien	
China		Tahiti	Gilbert Inseln	
Japan		Indien	Tahiti	
		Hawaii	Marquesas	
		Kambodscha		
		Laos		
		Vietnam		

* auch bei Schwäche, Appetitlosigkeit, Schwitzen
Wurzeln bei Gesichtszuckungen: Hawaii und Gilbert Inseln

Entzündungshemmung und Geschwüre

Wurzel			Blätter	Früchte	
Gilbert Inseln			Tahiti	Trinidad Fiji	
			Samoa	Tobago	
			Marquesas	St. John	
			Fiji	Martinique	

Wurzel	Stamm	Blattstiele Rinde	Blätter	Früchte	Samen Knospe
			Neu Guinea	Guadaloupe	
			Indien	Dominikanische	
			Philippinen	Republik	
			Taiwan	Barbados	

Früchte bei Geschwüren an den Füßen: Mikronesien
Früchte bei roten Augen: Samoa
Blätter bei Juckreiz: Fiji
Bei Mandelentzündungen: Tahiti

Erkältung, Husten

Wurzel	Stamm	Blattstiele Rinde	Blätter	Früchte	Samen Knospe
Samoa		Samoa	Malaysia	Australien	
			Jungfern-	Samoa	
			inseln	Indonesien	
			(Schnupfen)	Vietnam	
			Puerto Rico	(auch	
				Schnupfen)	

Früchte bei Bronchitis: Australien
Blätter bei Erkältung/Fieber bei Säuglingen: Samoa

Fieber

Wurzel	Stamm	Blattstiele Rinde	Blätter	Früchte	Samen Knospe
Neuguinea		Kongo	Indien		
Japan			Samoa		
Indien			Neukaledonien		
China			Fiji		
			Hawaii		
			Malaysia		
			Vietnam		
			Kambodscha		
			Laos		
			Neuguinea		
			(bei hohem Fieber)		

Frucht bei Fieber mit Erbrechen: Samoa

Wurzel	Stamm	Blattstiele Rinde	Blätter	Früchte	Samen Knospe

Gaumen, entzündet

			Samoa	Tonga	
				Samoa	
				Futuna	

Gehirnerschütterung

| | | | | Hawaii | |

Gicht

| Indien | | | Indien | Hawaii | |

Halsentzündungen

		Samoa	Samoa	Indien	
				Tonga	
				Samoa	
				Mikronesien	
				Südostasien	
				Australien	
				Tonga	
				Indien	

Hautberuhigung (Kosmetik)

		Neuguinea	Kambodscha	Kambodscha	
			Vietnam	Vietnam	
			Laos	Laos	

Früchte und Rinde bei: schwarzen, sich verändernden Flecken auf der Haut (Melanome): Samoa

Hautreinheit

| Mikronesien | | | Malaysia | | |
| (Pusteln) | | | (Pusteln) | | |

Wurzel	Stamm	Blattstiele Rinde	Blätter	Früchte	Samen Knospe

Herzkrankheiten

| | | | | Hawaii Jungferninseln | |

Frucht bei Herzinfarktsschmerzen: Mikronesien

Hexenschuß (Lumbago)

| Vietnam | | | | Kambodscha Vietnam Laos | |

Husten

| Samoa | Samoa | | Malaysia | Australien Samoa Vietnam Indonesien | |

Infektionen

| | | | Neuguinea (Lungen- entzündung) | Tonga | |

Wurzel als Antiseptikum: Australien, Neuguinea
Blätter für Auge: Gerstenkorn/Staphylokokkeninfektion: Tonga, Samoa, Mikronesien
Früchte bei Bindehautentzündungen: Samoa
Blätter bei Blutvergiftung: Samoa
Früchte bei Blutvergiftung durch Fäulnisbakterien: Malaysia und Indien
Bei Nagelgeschwüren: Tahiti
Wurzel bei Gelbsucht: Samoa
Rinde bei Nebenhöhlenentzündungen: Fiji
Blätter bei Tetanus: Samoa
Wurzel bei Tetanus: Kambodscha, Vietnam, Laos
Früchte, Rinde und Wurzel bei Tuberkulose: Samoa, Mikronesien, Hawaii, Saipan

Anwendungen von Noni

Wurzel	Stamm	Blattstiele Rinde	Blätter	Früchte	Samen Knospe

Knochenbrüche

Wurzel	Stamm	Blattstiele Rinde	Blätter	Früchte	Samen Knospe
Fiji			Fiji Hawaii	Hawaii	

Kopfschmerzen

Wurzel	Stamm	Blattstiele Rinde	Blätter	Früchte	Samen Knospe
			Neuguinea Jungferninseln gesamte Karibik und Südamerika	Hawaii	

Krebs

Wurzel	Stamm	Blattstiele Rinde	Blätter	Früchte	Samen Knospe
		Samoa*	Tonga (Brustkrebs)	Samoa*	

* bei schwarzen, sich verändernden Flecken auf der Haut

Lebensmittelvergiftungen

Wurzel	Stamm	Blattstiele Rinde	Blätter	Früchte	Samen Knospe
			Fiji (Schmerzen durch Barbiturate bei Fischvergiftungen)		

Bei Fischvergiftungen ohne Nachweis über die Anteile der Pflanze: Tahiti

Leberkrankheiten

Wurzel	Stamm	Blattstiele Rinde	Blätter	Früchte	Samen Knospe
El Salvador			Fiji	Indonesien	

Magengeschwür (Ulkus)

Wurzel	Stamm	Blattstiele Rinde	Blätter	Früchte	Samen Knospe
			Fiji		

Magenschleimhautentzündung (Gastritis), Magenbeschwerden

Wurzel	Stamm	Blattstiele Rinde	Blätter	Früchte	Samen Knospe
		Samoa Tonga	Tonga Neuguinea	Gilbert Inseln Vietnam	

Malaria

Wurzel	Stamm	Blattstiele Rinde	Blätter	Früchte	Samen Knospe
			Malaysia	Samoa	

Wurzel	Stamm	Blattstiele Rinde	Blätter	Früchte	Samen Knospe

Menstruationsbeschwerden

Wurzel	Stamm	Blattstiele Rinde	Blätter	Früchte	Samen Knospe
Mikronesien (ausbleibende Blutungen)	Mikronesien (Blutungen außerhalb der Regel, Ausbleiben der Regel [sekundäre Amenorrhö], zu starke Blutungen) Tonga (Unfruchtbarkeit)	Kambodscha Laos Vietnam Fiji (unterstützend) Tonga Blutungen außerhalb der Regel. Ausbleiben der Regel [sekundäre Amenorrhö])	Vietnam Kambodscha Philippinen Malaysia Indonesien Indien Hawaii (unterstützend, Blutungen außerhalb der Regel)	Hawaii	

Milz

Wurzel	Stamm	Blattstiele Rinde	Blätter	Früchte	Samen Knospe
			Malaysia	Indonesien	

Mund und Gaumen

Wurzel	Stamm	Blattstiele Rinde	Blätter	Früchte	Samen Knospe
			Samoa	Tonga Samoa Futuna	

Muskelsteifigkeit und Verspannungen

Wurzel	Stamm	Blattstiele Rinde	Blätter	Früchte	Samen Knospe
Kambodscha Laos Vietnam			Fiji		

Nieren- und Blasenbeschwerden, Schwierigkeiten beim Harnlassen

Wurzel	Stamm	Blattstiele Rinde	Blätter	Früchte	Samen Knospe
Fiji		Fiji	Samoa (harntreibend)	Indonesien	

197

Wurzel	Stamm	Blattstiele Rinde	Blätter	Früchte	Samen Knospe

Ödem

				Vietnam	

Parasiten (Kopfläuse, Würmer)

Gilbert Inseln			Fiji	Hawaii	
(Milben)			(Milben)	(Läuse)	

Rheuma

			Samoa		
			Fiji		
			Mikronesien		
			Hawaii		
			Karibik		
			Jungferninseln		

Ruhr

Taiwan			Indien	Kambodscha	
			Neuguinea	Laos	
			Salomon	Vietnam	
			Inseln		
			Kambodscha		
			Laos		
			Vietnam		

Säuglingspflege

		Indien	Indien		
		Samoa	Samoa		
		Tonga	Tonga		
		(bei	(bei		
		Durchfall)	Durchfall)		

Wurzel	Stamm	Blattstiele Rinde	Blätter	Früchte	Samen Knospe

Schmerzen

Vietnam (Knochen- schmerzen)			ganze Karibik, Mittel- und Süd- amerika Fiji (Nerven- schmerzen, Neuralgien, allgemeine Schmerzen) Jungferninseln Puerto Rico (Gelenk- und Muskelschmerzen) Tonga	Vietnam (Nerven- schmerzen, Neuralgien) Cook Inseln (Harntrakt)	

Blätter bei Koliken: Malaysia

Schnupfen

Puerto Rico Jungferninseln					Vietnam

Schwangerschaft und Geburt

		Tonga Neuguinea Salomon Inseln	Tonga Neuguinea Salomon Inseln		Mikronesien

Rinde und Blätter zur Unterstützung der Nachgeburt und bei starken Nachblutungen: Tonga
Blätter bei starken Blutungen in frühen Phasen der Schwangerschaft: Tonga

Wurzel	Stamm	Blattstiele Rinde	Blätter	Früchte	Samen Knospe

Rinde und Blätter zur Unterstützung der Geburt: Neuguinea und
Salomon Inseln
Blüten bei Schmerzen nach der Geburt: Mikronesien

Soor

| | | Samoa | Samoa Hawaii | Hawaii | |

Verbrennungen, Verletzungen, Wunden

| | | Hawaii (glatte, tiefe Schnitte) Mikronesien (Skorpion- fisch) Indonesien (Wund- reinigung) | Taiwan (glatte Schnitte) Hawaii (glatte, tiefe Schnitte) Indien Jungferninseln Puerto Rico Samoa Karibik (Wunden) | Hawaii (glatte, tiefe Schnitte) Indonesien (Wund- reinigung) | Hawaii (glatte, tiefe Schnitte) |

Bei Verbrennungen unspezifisch: Tahiti

Verdauungsprobleme
Frucht und Blätter als Brechmittel: Malaysia und Indonesien
Frucht bei Gallenbeschwerden: Indonesien

Verstauchung, Quetschungen

| | | Hawaii Fiji | Hawaii | | |

Wurzel	Stamm	Blattstiele Rinde	Blätter	Früchte	Samen Knospe

Verstopfung

			Samoa	Hawaii	
			Hawaii		
			(Einlauf und		
			Zäpfchen)		

Weißfluß/Leukorhö
Frucht in Malaysia und Indien

Würmer

Kambodscha	Samoa		Samoa	Fiji	Philippinen
Laos			Fiji	Samoa	
Vietnam				Hawaii	
				Indonesien	

Blätter bei Elephantiasis: Samoa

Zahnhygiene und -schmerzen

Samoa				Indien*	
(Schmerzen)				Tonga**	
				Samoa	
				Futina	

* Zahnfleischfäule, Paradontose
** Zahnfleischentzündungen, Paradontose, Schmerzen
Ziehen von Splittern: Blätter in Fiji

Zwerchfellbruch
Frucht auf den Cookinseln

Zysten auf der Schleimhaut
Tahiti

Nebenwirkungen

Von über 8000 Noni-Nutzern, die Dr. Neil Salomon befragte, berichteten weniger als 5 Prozent über leichte Blähungen und Aufstoßen oder einen leichten Hautausschlag. Nachdem die Dosis reduziert wurde, verschwanden die Beschwerden sofort. Der Hautausschlag bildete sich nach Reduktion der Dosis beziehungsweise dem Absetzen innerhalb von 72 Stunden zurück. Die überraschend geringen Nebenwirkungen angesichts der beschriebenen Wirkungen und des breiten Spektrums erwecken den Eindruck eines Puzzles: Es erscheint so, als fügten sich die Wirkungen von Noni paßgenau in bestimmte Abläufe des menschlichen Organismus ein.

Das positive Zusammenspiel von Noni mit anderen Nahrungsergänzungsmitteln und Medikamenten führt in die gleiche Richtung. Über Kombinationstherapien liegen bisher nur positive Erfahrungen vor. Bei manchen Medikamenten kann man sogar die Dosis reduzieren, so daß schädliche Nebenwirkungen vermindert werden. Diese Wirkungen werden auch von anderen pflanzlichen Mitteln berichtet, solange nicht ein Wirkstoff allein verabreicht wird. Man kann sich den Unterschied zwischen der Wirkung der Pflanze und dem einzelnen Wirkstoff vorstellen, wie zwischen der Wirkung des C-Rohres der Feuerwehr und einem Landregen im Frühling – das eine Gerät kommt beim Brand zum Einsatz, der Regen geht nieder und treibt die Blüten aus.

Die tonisierende und modulierende Wirkung auf die System-kreisläufe ist organisch und führt in keinem bekannten Fall zu einer überschießenden Stimulierung, Dämpfung oder gar Abhängigkeit. Die gute systemische Wirkung zeigt sich darin, daß Noni in der gesamten amerikanischen Literatur sowohl für Kinder als auch für Schwangere und stillende Mütter mit ihren Neugeborenen empfohlen wird.

Das breite Spektrum von Noni und die geringen Nebenwirkungen der *Morinda citrifolia* auf den Organismus legen es nahe, den Begriff der Symbiose (aus dem Griechischen: Zusammenleben) zu erweitern. Es entsteht eine Tiefenwirkung, die in größerer Lebensfreude und Leistungskraft zum Ausdruck kommt. Immer wenn der Mensch einen Wandel als Säugling, Pubertierender, im Streß befindlicher Mensch oder im Alter durchlebt, wirkt Noni. Säugetiere werden gestärkt: Die Annahme, daß die Natur von Noni (und auch anderen Pflanzen) die Natur des tierischen und menschlichen Organismus ergänzt, liegt nahe. Eine positive Wirkung von bis zu 95 Prozent ist eine sehr hohe Rate. Dazu kommt, daß die Mehrzahl der Noni-Nutzer, die ein nicht befriedigendes Ergebnis mitteilten, Noni zumeist in zu geringen Dosen oder eine zu kurze Zeit nahmen. Laut Dr. Salomon zeigten sie zu wenig Geduld und Selbstverantwortung.

So viele positive Nachrichten zwingen zu Fragen und weiteren Forschungen. Wie wird Noni zubereitet, um bei der jeweiligen spezifischen Störung oder Erkrankung optimale Resultate zu erzielen? Wo muß Noni mit anderen Anwendungen kombiniert werden? Wo hilft es allein? Wo liegen die Grenzen des Einsatzes von Noni? Wie ist die Natur der symbiotischen Wechselwirkung pflanzlicher und tierischer Organismen?

Noni ist kein Allheilmittel, sondern als wertvolle Ergänzung zu verstehen, die vor vielen Gefährdungen schützt. Um das ganze Wirkungsspektrum in seinen Grenzen zu verstehen, müssen wir in Europa noch einiges lernen und erforschen.

Die heutige Pharmazie- und Medizinforschung geht nach der Logik der Goldgräber vom Klondyke vor: Gnadenlos auf Rendite und Gier getrimmt und naiv die Folgen mißachtend, werden nur die Wirkungsmechanismen ermittelt, deren Ergebnisse eine gute Börsennotierung versprechen. Forschungsansätze, die den ganzen Menschen, das ganze Tier, die jeweilige Lebensweise angemessen beachten, werden kaum gefördert, oftmals sogar verleugnet. Es ist für das Überleben der ganzen Natur wichtig, mehr solcher Erfahrungen zu sammeln und über diese offen zu reden. Die Arbeit mit Noni kann hier einen Baustein bilden. Betroffenen kann man raten, Noni zu nehmen, Geduld zu haben, die Entwicklungen des eigenen Organismus genau zu beobachten und beständig mit den sie begleitenden Menschen und Fachmenschen (Heiler, Arzt usw.) über Veränderungen zu reden – besonders bei krisenhaften Verläufen. Es ist ratsam, Noni in der ersten Phase etwa 100 Tage zu nehmen, da bestimmte Wirkungen erst nach längerer Zeit eintreten.

Die Betroffenen werden Experten
Wer heilt, hat recht: Nicht die Wahrheit der Medizin, sondern das Wohlbefinden der Betroffenen ist Maßstab des Erfolges. Um Pflanzen wie Noni zu verstehen, wird sich ein Denken in der Forschung durchsetzen müssen, das sich an den Grundgesetzen des Lebens und der Liebe orientiert. Wer dem Ganzen erkennend dienen will und nicht nur einige Bestandteile vergolden möchte, dem wird gegeben.

Die vielfältigen Wirkungen von Noni beruhen nicht auf Wirkstoff-Wirkungskombinationen, dies ist eine naive Vorstellung einer primitiven Wissenschaftsauffassung. Kausale Wirkungsgefüge sind in der Pflanzenheilkunde (Phytopharmazie) selten nachzuweisen. Dort, wo sie eine Zeitlang als nachgewiesen gelten, werden sie wieder in Frage gestellt, wie wir an dem Beispiel des Malariamittels Artemisin und die umfassende Wirksamkeit der *Artemisia annua* (siehe Seite 175) erläutert haben. Aus der Fülle der Beispiele seien der Extrakt aus Weidenrinde, Aspirin *(Acetylsalicylsäure)*, und das Johanniskraut *(Hypericum perforatum)* genannt. Die Acetylsalicylsäure erobert immer neue Einsatzgebiete – dies zeigt die systemische Wirkung des Stoffes und widerlegt den Gedanken eines einfachen Schalters: »Kopfschmerz-Stopp«. Das »unbedenkliche« Johanniskraut zeigt in Studien plötzlich Wechselwirkungen mit anderen Medikamenten, was zu großartigen Warnungen der Schulmediziner führt, aber nicht verwunderlich ist. Wenn ein Kraut im Organismus eine Veränderung erzeugt, wird es auch auf andere Stoffe wirken. Dies gilt auch für *Morinda citrifolia*.

Der Systemgedanke

Wenn einzelne Bausteine so ineinander greifen, daß sie gemeinsam neue Lösungen schaffen, spricht man von einem System. Dieser einfache Satz steckt voller tückischer Folgerungen, von denen zwei genannt werden sollen:

- Bausteine, die ineinandergreifen, müssen Regeln folgen und damit eine gewisse Art von »Bewußtheit« haben.
- Wer neue Lösungen schafft, muß die Aufgabe kennen, die gestellt wird.

Nehmen wir den kleinsten Baustein, den wir anhand von Noni diskutiert haben: die *Freien Radikale*. Erinnern Sie sich daran, daß freie Radikale auftreten, wenn zu viele Elektronen in der Zelle sind, die sich dann an Moleküle binden und diesen eine elektrische Ladung geben.

Nun passiert aber etwas, was man so nicht erwartet: Statt mehr Radikale zu bilden, tritt ein Mechanismus in Gang, der plötzlich die Radikale einfängt und in Wasser verwandelt. Eine Gruppe von anderen Stoffen (Enzyme, Sauerstoff) haben das Ruder übernommen, das Problem gelöst und ziehen sich wieder zurück.

Theoretisch formuliert: Da war eine Information (zu viele Radikale), die Wissensträger (Sauerstoff und Enzyme) beginnen zu handeln und schaffen eine neue Situation. Dann ziehen sie sich wieder zurück und die Zelle ist wieder bereit für ihre eigentliche Aufgabe.

Lebendige Systeme sind so organisiert, daß eine Vielzahl zyklischer Prozesse (so genannte Hyperzyklen) beständig selbsttätig Lösungen schaffen, indem sie Energie verbrennen und Abfallstoffe ausscheiden. Sie sind immer darauf aus, Informationen aufzunehmen und auszutauschen, zu lernen und Wissen zu entwickeln. Sie sind gleichzeitig genau darauf bedacht, ihre Zellen sauberzuhalten und keine Fremdstoffe und andere Eindringlinge durchzulassen. Alle Organismen sind Systeme, die aus einer Vielzahl von Systemen bestehen. Jedes Wesen ist ein Universum, das aus Universen besteht. Diese Wunder wollen mit Liebe gepflegt werden.

Kernsysteme des Organismus
und wie Noni darin wirkt

Die Kernsysteme, die den Organismus bilden, sind:

- das NeuroImmunSystem mit dem endokrinen System (Hormone), den Zytokinen und Enzymen sowie dem Zentralen Nervensystem (Gehirn) und die Sinnessysteme, die Emotion, das Gewahrsein, die Bewußtheit und die Psyche
- das Gewebe und die Zellen
- Haut und Haare
- Atemwege
- Skelett und Muskulatur
- Herz- und Kreislaufsystem
- Magen- und Darmsystem
- Nieren- und Sexualsystem
- die Fähigkeit, Lernen und Anpassung zu steuern, Energien zu modulieren, die Grenze zwischen Innen und Außen zu erhalten.

Ich möchte die Hypothese wagen, daß die systemische Energie von Noni auf den Ebenen des NeuroImmunSystems und der Zellen einsetzt, indem Noni Impulse setzt, die modulierend wirken und die Arbeitsweise des ganzen Organismus optimieren.

Da Noni zugleich eine Reihe hochwertiger Nähr- und Wirkstoffkombinationen (Scopoletin, Damnacanthal, Anthrachinone, Noni-PPT, die Xeronin-Serotonin-Connection, Vitamine, Mineralien, Eiweiße, Linolsäure, Betasitosterol usw.) enthält, wird die modulierende Wirkung optimal unterstützt, da Nährstoffe besser aufgenommen werden, das Herz geschützt wird und Eindringlinge zurückgedrängt werden.

Vergleichbare und komplementäre Pflanzen

Kombinationen mit Noni sollten vorsichtig eingeführt werden, da bisher noch keine Erfahrungen in Europa vorliegen. Außerdem muß bei allen Produkten auf die Qualität geachtet werden.

Aloe vera

Die blutreinigende und entzündungshemmende Wirkung der Aloe ist bekannt. Sie kann bei Verletzungen, Verbrennungen und Wunden direkt auf der Haut aufgebracht werden und wirkt stärkend auf das Bindegewebe.

Artemisia annua

Das Malariamittel gleicht in seiner umfassenden Wirkung den antiseptischen Wirkungen von Noni.

Echinacea augustifolia und purpurae

Der Sonnenhut wirkt antiseptisch und stärkt das Immunsystem.

Panax ginseng

Panax ginseng ist ein umfassendes Stärkungsmittel, das eine Zunahme an Energie bewirkt.

Grapefruitkerne

Die Kerne haben wenig beachtete Wirkungen: Sie schützen gegen Parasiten und Keime, auch bei Haustieren. Da sie alle biochemischen Zyklen im Körper modulieren, durchblutungsfördernd wirken und den Thalamus stimulieren, wirken sie als Antidepressivum und Antiallergikum.

Katzenklaue, Cat's Claw (Uncaria tomentosa und guianensis)

Katzenklaue ist wie Noni eine Rubiacee. Im Gegensatz zu Noni aber wächst sie nicht als Busch oder Baum, sondern als Liane in den amazonischen Regenwäldern Südamerikas. Sie ist mit Noni im Anwendungsspektrum vergleichbar.

Kava Kava (Piper methysticum)

Kava Kava gehört zu den Pfefferpflanzen. Wie Noni wird sie seit etwa 3000 Jahren auf Hawaii und im pazifischen Raum von den Heilern sowie zu rituellen Zwecken eingesetzt. Kava Kava wirkt angstlösend und entspannend. Die Hinwendung zu sozialen Interaktionen wird gestärkt.

Morinda officinalis

Eine Verwandte von Noni, deren Wirkungsspektrum nicht so umfangreich ist.

Pao d'Arco (Tabebuia avellanedae)

Der Baum aus den Regenwäldern Südamerikas stärkt das Immunsystem. Die antibiotische und mykotische Wirkung hilft hauptsächlich bei Darmerkrankungen.

Noni – wie Sie es bekommen

Noni ist in Europa noch schwer erhältlich. Das Internet schwappt fast über vor Angeboten. Einige Beispiele aus der Fülle der Angebote:

Tahitisches Noni

Morinda bietet Noni aus Tahiti in 1 Liter Flaschen für zirka 100 DM an. Hier wird die Frucht verarbeitet und durch einen

Zusatz von ca. 10 Prozent roter Fruchtsäfte schmackhafter gemacht. Einige eigene Erfahrungen wurden mit diesem Saft gemacht.

Hawaiianisches Noni

Das Hawaiianische Noni wird als Fruchtmark und als fermentierter Saft angeboten. Hier sind auch Blätterauszüge für Umschläge zu erhalten und ein Spray gegen Mund-, Gaumen- und Rachenentzündungen.

Darüber hinaus gibt es Noni von einer Anzahl Anbietern gefriergetrocknet, als Kapseln und in verschiedenen Zubereitungen. Nicht alle scheinen so verarbeitet zu sein, daß die Wirkstoffkombinationen in der notwendigen Reinheit vorhanden sind. Hier ist Vorsicht angebracht, wenn man direkt über das Internet bestellt.

Auch in Deutschland treten inzwischen immer mehr Noni-Lieferanten auf den Markt. Die Qualität der einzelnen Produkte muß überprüft werden, Qualitätskontrollen stehen aus. Es ist fraglich, ob die mit Noni-PPT und Xeronin beschriebenen Mechanismen, hinter denen Aminosäuren, Aminozucker Anthrachinone, Damnachanthal, Scopoletin, Vitamine, Alkaloide usw. in einzigartiger Weise wirken, in den Zubereitungen noch vorhanden sind. Hier haben die Lieferanten eine hohe Verantwortung und müssen dieses nachweisen.

Kahuna Medizin, Hawaii

Als sanftes Entgiftungs- und Harmoniemittel dient Noni zur umfassenden und nachhaltigen Reinigung und inneren Wiederherstellung. Negative Emotionen werden zurückgedrängt (»Eine Minute Ärger ist schlimmer als ein Eßlöffel

Gift.«). Gefühlsblockaden werden gelöst und positive Gedankenmuster gebildet. Streß wird überwunden und Schicksalsschläge werden verdaut.

Die medizinischen Beschreibungen der Kahanas entspricht dem beschriebenen Spektrum der Anwendungen. Die Zubereitung erfolgt so, daß reife Früchte unter Luftabschluß in einem Glas etwa ein halbes Jahr in der Sonne reifen. Der dabei entstehende bräunliche Saft wird abgeschöpft und bei Bedarf mit Alkohol haltbar gemacht. Es gilt als sanftes und nachhaltig wirkendes Heilmittel mit hoher Heilkraft.

Die Vielfalt des Einsatzes in der Medizin des pazifischen Raumes zeigt die folgende Tabelle. Die Rezepte sind über Jahrhunderte erprobt. Bei **Abszessen** nimmt man beispielsweise zwei Handvoll Noni-Blätter und vier reife Früchte, mixt dieses und bildet einen Kreis um die entzündete Fläche. Das ganze wird mit einem Blatt des Ti *(Cordyline fructicosa)* fixiert.

Bei **Verbrennungen** werden die Blätter direkt auf die Wunde aufgebracht. Bei **Eiterbeulen** wird eine halbe noch nicht reife Noni-Frucht mit 40 Blüten der Aerate *(Andropogon tahitiensis)* gemixt und dann wie beim Abszeß aufgebracht und mit einem warmen Bananenblatt abgedeckt.

Diabetes behandelt man mit einem Stück der Rinde von Noni (etwa 60 cm mal 35 cm) und einem Stück Atiholz *(Calophyllum inophyllum)* gleicher Größe. Beides wird ausgepreßt und mit Wasser der grünen Kokosnuß vermengt und dreimal täglich verabreicht.

Für Europa müssen noch Anwendungen entwickelt werden. Noni wird die neue Generation von Gesundheit – Ernährung – Leistung – Flow – Lebenslust – einfach *Hype 2001*.

Krankheiten, die von Kahuna- und anderen Heilern des Pazifik mit Noni behandelt werden

Abszesse
Alkoholismus
Allergien
Appetitlosigkeit
Arthritis
Asthma
Bluthochdruck
Brennender Schmerz in der
  Brust
Chronische Ermüdung
Darmstörungen
Depressionen
Drogenentzug
Ekzeme
Emotionen, positive
  Unterstützung
Entsäuerung
Erkältungen, Halsentzün-
  dungen
Fieber mit Erbrechen
Furunkel
Gastritis
Hautprobleme, auch Behandlung
  von schwarzen Flecken

Herzkrankheiten
Infektionen im Mund und
  Gaumen
Knochenbrüche
Krebs im frühen Stadium
Leichtere Geburt
Leber, Unterstützung der
Lymphe stärken
Lungenprobleme
Menstruationsbeschwerden
Nieren- und Blasenprobleme
Rauchen, Nikotinentzug
Schmerzen
Schuppenflechte (Psoriasis)
Schwellungen an den Gelenken
Schwellungen des Bauches
Streß
Suchtprobleme
Übergewicht
Urinieren, Schwierigkeiten beim
Verdauungsförderung, abführend
Verdauungsstörungen
Wunden
Zahnfleischentzündungen

Quellen: Alexander Dittmar und Suzan H. Wiegel

Nachwort

Die Begegnung mit Noni war Anlaß, an eine weit zurücklie-
genden Arbeit anzuknüpfen und das Thema erneut zu durch-
denken. Meine erste Diplomarbeit in den siebziger Jahren be-
handelte das Thema Krankheit und Gesundheit in der modernen Gesellschaft. Inzwischen waren andere Themen in den
Vordergrund gerückt. Die Bücher, die ich in den letzten Jahren
übersetzt, geschrieben, gestaltet und herausgegeben hatte,
drehten sich alle mehr oder weniger um Lernen und Führung
in Unternehmen. Und doch war immer die Frage der Gesundheit ein wichtiges Element: *DelphinStrategien* (Management
Strategien in chaotischen Systemen), welches ich 1991 her-
ausgab, stellt ein Instrumentarium zur Verfügung, mit dem
man Belastungen und Anforderungen in Teams und Unternehmen gut bewältigen kann. Die Basis für dieses Führungs-
modell für Unternehmen in der Informationsgesellschaft und
des neuen Marktes sind die Erkenntnisse der Gehirnfor-
schung, Pädagogik, Psychologie und Wirtschaftstheorie.

In dem Buch *The Global Village* erläutert Marshall McLuhan die seelischen und geistigen Folgen der Informationsgesellschaft, in einem Beitrag umreiße ich die Grundlagen des
Wandels. Dies war der erste Band einer Reihe, die ich *Texte zur
Medienanthropologie* nenne. Der zweite Band – *Schlüssel zur
Globalisierung* – untersucht die Frage, welche seelischen und
geistigen Haltungen Menschen in verschiedenen Gesellschaf-

ten bis heute zeigten und was dies für die Entwicklung von Unternehmen, Politik und Technikentwicklung bedeutet.

Gesundheit ist ein umfassender Begriff: Ein intakter Körper, eine liebesfähige Seele und ein klarer und wacher Geist gehören zusammen. Ein intakter Körper kann unterschiedlich funktionieren. Ich denke, daß beispielsweise auch ein blinder Mensch »in-takt« sein kann. Daher plädiere ich für einen Begriff von selbstverantworteter Gesundheit: Jeder Mensch kann seine Mitte finden, in der das Glück ist. Dies ist **Gesundheit**!

An der Fertigstellung des Buches waren viele Menschen beteiligt. Einigen möchte ich danken. An erster Stelle meinem Sohn Nicolas-Merlin, der in mühevoller Kleinarbeit die Tabellen in Excel erfaßte und dann die vielen Fachbegriffe geduldig und genau übersetzte. Meinem Beraterkollegen, dem Biochemiker Dr. Anton Haase, sei gedankt für die Gespräche, Hinweise und fachlichen Hilfen. Die Bibliothek des Frankfurter Palmengartens erwies sich als Fundgrube und überraschend unbürokratische Unterstützung. Die Bibliothek der Universität Hawaii lieferte die Doktorarbeit innerhalb weniger Tage, einen Dank für diesen Service. Von der Stadt- und Universitätsbibliothek in Frankfurt bekam ich durch Dr. Schmidt und Frau Krüger schnelle Hilfestellungen. Meine nahe Kollegin Angelika Kindt schuf durch ihr Netzwerk gute Möglichkeiten, um in Gesprächen Fragen zu klären oder einfach entspannt nachzudenken. Die Frankfurter Ärztin und Psychoanalytikerin Dr. Margrit Pauls schärfte manche Fragestellung. Beatrix Habermann korrigierte nicht nur die Texte, ihre Fragen waren hilfreich und gut. Der kritische Verstand meiner Tochter Laura-Lilith und die Hinweise von Christine Specht-Leonhardt machten mich auf Klippen und Unklarheiten aufmerksam. B. Jensen stellte mir in einer frühen Phase einige Materialien zur Verfügung, die mir weiterhalfen. Im Internet bot die Datenbank von Dr. Duke eine Fundgrube. Seine schnellen e-mail-Antworten klärten einige Fragen. Unklarheiten, eventuelle Fehler oder Verkürzungen liegen in meiner Verantwortung.

Ich wünsche Ihnen gute Gesundheit!

Claus-Peter Leonhardt
Sandgasse 32
63457 Hanau-Großauheim
claus-peter.leonhardt@t-online. de
http://www.theglobalvillage.de

Glossar

Aufbau (Anabolismus) und Abbau (Katabolismus): Bezeichnung für alle Prozesse im Stoffwechsel, bei denen körpereigene Proteine, Kohlenhydrate, Fette oder andere Körpersubstanzen entstehen. Aufbau und Abbau sind stets miteinander verknüpft. Beim Aufbau wird immer Energie verbraucht.

Alkaloide: Alkaloide sind basische Stickstoffverbindungen in Pflanzen. Sie haben zumeist eine hohe Wirkung auf das menschliche Nervensystem. Man unterscheidet zwischen Alkaloiden, die einen stabilen Ring aus Kohlenstoffsowie Stickstoffatomen enthalten und von einer Aminosäure abstammen. Protoalkaloide haben keinen Ring. Pseudoalkaloide verfügen über einen Ring, stammen aber nicht von einer Aminosäure, sondern von Terpenen und Purinen. Zu den Alkaloiden zählen Morphium, Meskalin, LSD, Opium, Codein, Kokain und Crack, Koffein, Cola, Maté, Kakao und Nikotin.

Aminozucker: Aminozucker bestehen aus Eiweiß- und Zuckerbausteinen. Die Verbindung von Aminosäuren und Zuckern heißen auch Glykosaminglykane. Man findet diese Verbindung hauptsächlich in Knochen, Knorpeln, Haut, den Arterien und in Bausteinen des Blutes. Ihnen wird eine positive Wirkung bei allen entzündlichen Prozessen der Gelenke zugeschrieben. Die Regenerationsfähigkeit der Zellstrukturen wird unterstützt. Zur Erhaltung des Knorpelgewebes und der Gelenk- sowie Knochenstrukturen, für die Ernährung der Gewebe, die Regenerationsfähigkeit und den Aufbau des Bindegewebes, der Schleimhäute, insbesondere des Verdauungstraktes, sind Aminozucker unabdingbar. Das von Dr. Heinicke beschriebene Xeronin-Modell ist den Wirkungen der Aminozucker sehr ähnlich.

Apoptose: Freiwilliger Zelltod. Das ständige Sichabstoßen von Zellen aus dem Gewebe mit deren nachfolgendem Abbau. Dies geschieht, wenn bestimmte Funktionen in der Zelle gestört sind und nicht wiederhergestellt werden können.

Autopoeisis: auto = selbst, poien = machen (griech.). Die ständige Selbstproduktion des Lebendigen. Ohne A. erhalten organische Wesen sich nicht selbst – sie sind nicht lebendig.

Emotion: Die Emotion ist das komplexe Steuerungsinstrumentarium des Geistes, welches Liebe, Sexualität, Haß, Gier, Freude, Sehnsucht usw. umfaßt. Unter Streß übernimmt E. die Steuerung des gesamten Organismus. Die technisch-rationale Analyse bleibt tot, wenn sie nicht von der Emotion mit

Leben erfüllt wird. Alle großen Erfindungen wurden unter Leitung der Emotion gemacht. (Die Intuition ist ein Aspekt der Emotion).

endemisch: Auf ein enges Gebiet beschränkt lebender Organismus.

Energiebedarf: Energie (angegeben in Kalorien oder Joule), die benötigt wird, um den Organismus mit Energie für alle Lebensvorgänge (Atmung, Herzschlag, Muskeltätigkeit etc.) zu versorgen. Der Energiebedarf wird in einen Grundbedarf (Grundumsatz) und Leistungsbedarf (Leistungsumsatz) aufgeteilt. Der Energiebedarf ist eine sehr persönliche Größe und hängt unter anderem von Alter, Größe, Geschlecht, Körpergewicht und körperlicher Aktivität in Beruf und Freizeit ab. Ob die eigene Energieaufnahme dem Energiebedarf entspricht, kann anhand des Körpergewichtes kontrolliert werden.

Ethnologie, Kultur- und Sozialanthropologie: Völkerkunde. Erforscht die Lebensweise der Menschen und ihre Kulturen.

Kausal: Ursächliche Verknüpfung von Ereignissen und Wirkungen. Als akausal werden Ereignisse bezeichnet, bei denen ein Zusammenhang von Ursache und Wirkung nicht festgestellt werden kann. Das Modell der Kausalität kann viele Phänomene des Lebens nicht erklären.

In vivo und in vitro: Im Modell werden Untersuchungen entweder in vivo, also am lebenden Organismus, oder in vitro, also im Reagenzglas, gemacht.

Iridoide: Iridoide sind sekundäre Pflanzenstoffe. Sie gehören zu den Terpenen.

Karotinoide: Sie sind im Tier- und Pflanzenreich weit verbreitet, doch sind sie in der Regel pflanzlichen Ursprungs, sie werden aber auch von einigen Bakterien (z. B. Flavobacterium) und Pilzen (z. B. Neurospora crassa) gebildet. Chemisch gehören sie zur Familie der Terpene.

Modulation: Anpassungsvermögen, Biegsamkeit. Ursprünglich aus der Musik, bezeichnet dort beispielsweise den Übergang in eine andere Tonart. Modulierende Mittel in der Pharmazie sollen Belastungen so ausgleichen, daß eine optimale Lebensleistung erreicht wird.

Nutraceutical: Zusammengesetzt aus Nutra für Ernährung und -ceutical, das aus dem Pharmaceutical entnommen ist. Es soll den Gedanken aufnehmen, daß Nahrung und Gesundheit einen elementaren Zusammenhang haben.

Ontogenese: Entwicklung eines Individuums.

Paradigma: Kommt aus dem Griechischen und bedeutet Muster oder Beispiel. Es beschreibt das Phänomen der menschlichen Wahrnehmung, daß jeder nur das sieht, was er schon kennt.

Phylogenese: Entwicklung einer Art (species).

Steroide: Steroide entstehen aus Terpenen.

Terpene: Isoprenoide oder Terpene sind eine große Familie strukturell und funktionell scheinbar nur wenig zusammenhängender Substanzen: Steroide, Karotinoide u. a. gehören hierher. Es sind aus den unterschiedlichsten Pflanzengruppen insgesamt einige tausend verschiedene Molekültypen isoliert und charakterisiert worden. Chemisch sind sie verwandt.

To Err is human: Irren ist menschlich. 1999 erschienene Studie an den amerikanischen Kongreß, um in den nächsten zehn Jahren die Qualität und Sicherheit des Gesundheitssystems zu steigern.

Zucker: Die einfachen Zucker sind eine Untergruppe der Kohlenhydrate. Sie enthalten Kohlenstoff und die Elemente des Wassers im gleichen Verhältnis, daher die Namensgebung. Sie sind Energiequelle, -speicher und -lieferanten. Gekoppelt an anderen Molekülen dienen die Zucker dazu, Stoffe zu erkennen und arbeiten an der »Freund« – »Feind«-Unterscheidung. Bestimmte Zucker wirken beispielsweise antibiotisch. (Siehe auch Aminozucker.)

Zytopathogen: Stoffe, die Zellen krank machen. In der Chemotherapie werden Zytostatika eingesetzt, die die Zellen eines Tumors vernichten sollen.

Literatur

Die wissenschaftlichen Arbeiten sind jeweils im Text zitiert.

Abbott, L. A.: La'au Hawaii. Honolulu (Bishop Museum) 1985

Burgerstein, Lothar: Heilwirkung von Nährstoffen. Heidelberg (Haug) 1994

Carlquist, Sherwin: Hawaii. A Natural History. Honolulu (Pacific Botanical Gardens) 1980

Chopra, Deepak: Die heilende Kraft. Bergisch-Gladbach (Lübbe) 1992

Elkins, Rita: Noni. Pleasant Grove (Woodland) 1997

Fairechild, Diana: Noni. Anahola. Hawaii (Flyana Rhyme) 1998

Ganal, C. A., Hoama Y.: The effect of noni fruit extract on thymocytes of BALB/c mouse. FASEB 1993; 7(4)

Heinicke, Ralph, Olsen, A. K.: Understanding the Miracle (Interviews from June of 1998 to August of 1998)

Heinicke, Ralph: The Pharmacologically Active Ingredient of Noni. (1985)

Henrichs Dieter: Handbuch Nähr- und Vitalstoffe. Papenburg (Constantia) 1998

Hiramatsu, T. et. al.: Induction of normal phenotypes in ras-transformed cells by damnacanthal from Morinda citrifolia. Cancer letter 1993, Sep. 30; 73 (2–3) Seite 161–166

Hirazumi, Anne Y.: Antitumor Studies of a Traditional Hawaiian Medicinal Plant, Morinda citrifolia (Noni) in vitro and in vivo. Dissertation in Biomedical Science (University of Hawaii, Honolulu) 1997

Hirazumi, Anne Y. et. al.: Anticancer activity of Morinda citrifolia against Lewis lung carcinoma and Rauscher retroviral leukemia in mice. FASEB 1995; 9(3)

Kepler, Angela: Hawaiian Heritage Plants. Honolulu (Oriental Publishing) 1984

Lamb, Samuel: Native Trees and Shrubs of the Hawaiian Islands. Santa Fe (Sunstone Press) 1981

Long, Max: Kahuna Magie. Freiburg (Bauer) 1986

Long, Max: Geheimes Wissen hinter Wundern. Freiburg (Bauer) 1996

MSD Manual – Handbuch Gesundheit. München (Mosaik) 1999

Mielke, Klaus, Williams Michael: Enzyme: München (Heyne) 1990/1999

Pert Candace: Moleküle der Gefühle. Reinbek (Rowohlt) 1999

Pfleiderer Beatrix, Bichmann, Wolfgang: Krankheit und Kultur. Einführung in die Ethnomedizin. Berlin (Reimer) 1985

Rätsch, H: Enzyklopädie der psychoaktiven Pflanzen. Aarau (AT-Verlag) 1998

Reuter, Hans: Therapie mit Phytopharmaka. Ulm (G. Fischer) 1997

Literatur

Salomon, Neil: Island Noni. Pleasant Grove (Woodland) 1998

Salomon, Neil: Nature's Amazing Healer Noni. A 2000-Year-Old tropical secret that helps the body heal itself. Pleasant Grove (Woodland) 1998

Sohmer, S. H., Gustafson R.: Plants and Flowers of Hawai'i. Honolulu (University Press) 1987

Wrba, H. u. a. (Hrsg.): Systemische Enzymtherapie. München (MMV) 1996

Wiegel, Suzan: Das Handbuch der Kahuna-Medizin. München (Goldmann) 1999

INTERNET

http://www.lifeline.de/navigation/index.html
  Gibt Zugang zu medizinischen Lexika, wie Roche und Pschyrembel.

http://www.medizinfo.com/annasusanna/hormone.htm
  Übetsicht über Hormone und ihre Funktion

http://www.akupunktur-aktuell.de/inhalt.htm#Grundlagenforschung
  Grundlagenforschung zur traditionellen chinesischen Medizin (TCM) aus
  »Akupunktur Lehrbuch und Atlas«, Springer Verlag

http://www.morinda.com
  Offizielle Homepage des Strukturvertriebes von Noni.

http://www.ars-grin.gov/duke/
  Dr. Duke's Phytochemical and Ethnobotanical Databases
  Eine ausgezeichnete Datenbank über Pflanzen und Phytopharmaka und deren Einsatz in den unterschiedlichen Kulturen. Suchmodi: Chemicals and
  activities in a particular plant. High concentration chemicals. Chemicals
  with one activity. Ethnobotanical uses.

http://www.medherb.com/CONSTITS.HTM
  Medical Herbalism: A Journal for the Clinical Practitioner
  Gute Linkliste zu Datenbanken über Pflanzen in der Medizin.

http://www.rrz.uni-hamburg.de/biologie/b_online/d00/inhalt.htm
  Botanik online – The Internet Hypertextbook
  Eine ausgezeichnete botanische Datenbank der Universität Hamburg in
  deutscher Sprache.

http://allserv.rug.ac.be/ ~ rvdstich/eugloss/welcome.html
  Offizielle Datenbank der EU, die medizinische Termini in neun Sprachen
  Europas verzeichnet.

http://www.uni-duesseldorf.de/WWW/ulb/med_line.html
  Die Düsseldorfer Virtuelle Bibliothek (DVB): Medizin free-MEDLINE und
  andere medizinische Datenbanken im Internet

http://sunflower.bio.indiana.edu/
  Bioinformatics at Indiana University Biology

http://www.homeoint.org/clarke/default.htm
  A Dictionary of Practical Materia Medica. By John Henry Clarke, M.D.

Register

Register